KB091249

중국 의학은 어떻게 시작되었는가

CHUGOKU IGAKU WA IKANI TSUKURARETAKA

by Keiji Yamada

중국 의학은 어떻게 시작되었는가

중국 의학의 기원과 발달

야마다 게이지 ■ 전상운 · 이성규 옮김

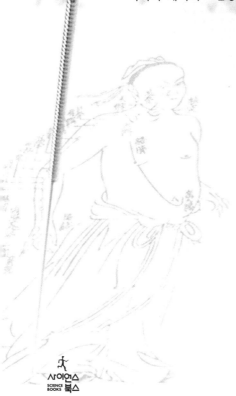

사이언스
SCIENCE
BOOKS 북스

* 일러두기

1) 권수(卷數): 한 권, 두 권 같은 책의 수효는 1권, 2권으로 표기한다.
   전집 중 특정 순서의 책을 지칭할 때는 권1, 권2 또는 제1권, 제2권 같
   은 서수 형태로 표기한다.
2) 중국어 발음: 고대 중국어의 발음을 알기 어렵고 시대별 발음도 알
   수 없어 모든 중국어를 일괄하여 우리말 한자음으로 읽었다.
3) 일본어 발음: 일본인의 이름, 일본 지명만 일본어로 읽고 책이름 등은
   우리말 한자음으로 읽었다.

한국어판에 부쳐

일본이나 한국에 있어서, 전통 의학은 현대의 의료 체계 속에서 중요한 역할을 하고 있습니다. 두 나라의 전통 의학은 각각 독자적 발전을 이루어 오늘에 이르렀습니다만, 공통 원류(源流)는 중국 의학입니다. 이 책은 이제까지 명확하게 규명되지 못했던 중국 의학의 기원과 당대(唐代)까지의 발전 과정을, 나의 연구를 바탕으로 서술한 것입니다. 전통 의학은 오랜 역사의 연속성 위에 성립하기 때문에, 나는 이 책을 통해 오늘날의 전통 의학을 이해하는 데 도움이 되기를 바랍니다.

일본은 고대부터 중국 의학을 적극적으로 받아들여 왔습니다. 그러나 본격적으로 중국 의학을 연구하여 풍토나 사회 또는 체질이나 문화적 전통에 맞는 독자적 의학의 길을 모색하기 시작한 것은 에도[江戸] 시대(17세기)부터입니다. 당시 일본 의사들이 소위 사(師)로 떠받든 것은 명대(明代) 의학과 조선 의학이었습니다. 무엇보다 조선 의학을 확립했다고 인정받는 『동의보감(東醫寶鑑)』의 연구는 18세기에 들어서부터 일본의 의학과 본초(本草)의 발전에 커다란 영향을 끼쳤습니다. 또한 부산의 왜관(倭館)에서는 의학에 뜻을 둔 일본 청년들이 조선 의사들에게서 직접 사사를 받았습니다. 특히 외과와 침구(鍼灸)를 배우는 자들이 많았다고 합니다. 당시 조선통신사 수행의사단(隨行醫師團)과의 거듭된 대화인 의사문답(醫事問答)에 대한 기록은, 조선 의학의 지견(知見)을 습득하려고 했던 일본 의사들의 열정을 남김없이 전하고 있습니다. 일본의 전통 의학이 한방(漢方)과 침구로부터 시작하여 박물학으로 전개해 갔던 본초의 역사는, 조선 의학으로부터 받은 은혜를 빼고서는 말할 수 없습니다. 우리는 전통 의학의 역사를 통해, 새삼 한일(韓日) 문화의 근저에 중층적(重層的)으로 깊이 누워 있는 공통 요소를 이해할 수 있습니다.

30년간이나 친교를 나눠온 경애하는 외우(畏友) 전상운 교수와 그의 우인(友人)인 이성규 교수의 번역을 통해, 이 책이 한국 독자들에게 소개되기에 이른 것은 무엇보다 큰 기쁨입니다. 한국인은 나에게 아주 가까운 이웃입니다. 이제까지 나는 많은 한국인 친우들과 사상과 감정을 나누어 왔습니다. 이 책의 출간을 위해 노력해 준, 전상운 교수를 위시한 친우들의 우정과 진력(盡力)에 진심으로 감사드립니다.

한국 문화에 대한 경의(敬意)를 담아서
야마다 게이지[山田慶兒]

머리말

중국 의학은 중국에서 태어난 의학이다. 그러나 그것은 중국의 의학으로 그치지 않고 근린 민족에게 전해져서 풍토, 사회, 습속, 체질, 심성 등의 차이에 따라 독자적 발전을 이루어 한방, 침구(鍼灸), 한의학 등이 되어서 각 사회에 깊이 뿌리를 내리고 있다.

중국 의학은 살아 있는 의학이다. 그것은 남아시아의 아유르베다 의학, 이슬람 세계의 유나니 의학과 함께 살아 있는 3대 전통 의학의 하나로 꼽힌다. 동아시아 지역에 있어서는 각국의 사정은 꽤 다르지만, 중국 의학은 어떤 형태로든 의료 제도 속에 편입되어 현대 의료 체계에서 뺄 수 없는 일환이 되어 있다. 그리고 적어도 어떤 종류의 병에 대해서는 근대 의학 이상으로 많은 사람들의 신뢰를 얻고 있다.

그렇지만 근대 의학과 다르다는 것으로 사람들의 이목을 끌고 있는 중국 의학은 도대체 어떤 의학인가. 중국 의학은 인체와 병을 어떠한 것이라고 보는 것일까. 어떻게 하면 병이 낫고, 어떻게 하면 실수 없이 병을 진단해서 그것을 고칠 수 있다고 생각하는 것일까. 중국 의학은 어떤 사람들이 어떻게 탄생시키고 만들어 온 것일까. 중국 의학을 만든 사람들이 남긴 의학 고전과 의학에 대한 기록을 담은 역사 고전을 읽고 해석함으로써 나는 이 질문들에 답하고자 한다. 고전 문장을 될 수 있는 대로 많이, 단순한 갑골문(甲骨文) 이외에는 모두 현대어로 번역해서 인용한 것은 독자도 스스로 답을 찾아보기를 바라는 마음에서이다.

독자는 이 책에서 중국 의학·의학사 이해에 대한 상식이나 정설과는 종종 다른 해석이나 견해를 볼 것이다. 그 근거는 모두 간단하기는 하지만 이 책 속에 담겨 있다. 자세한 사항은 이와나미[岩波書店]에서 출간된 『중국 의학의 기원』을 참조하기 바란다. 출토 의서 『황제내경(黃帝內經)』, 『신농본초경(神農本草經)』에 대해서는 거기에 정밀한 분석이 있다.

이 책은 내가 『중국 의학의 기원』을 탈고한 후에 집필한 것으로, 오랫동안의 집필 과정에서 발견한 내용들을 담고 있다. 이 책의 집필을 권해준 이와나미의 오쓰카 신이치[大塚信一] 씨, 또 폐를 끼친 편집부의 여러분에게 진심으로 감사드린다.

야마다 게이지[山田慶兒]

차 례

제 1 장 중국 의학의 시작

경험기원설

　인류는 어떻게 약을 이용하고 의료 행위를 하게 되었을까? 그 시작은 예를 들면 다음과 같이 상상된다.

　인류가 나무 위에서의 생활을 청산하고 삼림이나 초원을 직립 보행하면서 수렵과 채집 및 어렵(漁獵) 생활에 들어갔을 때, 거기에는 그전까지 알지 못했던 다양한 적과 위험이 그들을 기다리고 있었다. 그리고 병에 걸리고 상처를 입는 경험을 반복하는 동안, 아픔을 덜거나 병을 고치거나 상처를 치유하는 등의 효력을 지닌 것들이 주위 자연 속에 있음을 알게 되어 그것을 이용해서 치료하게 되었다. 특히 음식물, 그중에서도 식물에 중독되는 경우가 많았고, 그러한 식물들은 대부분 약효도 지니고 있어서 약의 발견으로 이어졌다. 한마디로 말하면 경험의 축적으로부터 자연히 획득된 기술이다.

이 같은 생각은 일반적으로 기술의 경험기원설이라 부를 수 있다. 약이나 의료 행위에 한정하지 않고 여러 가지 기술의 기원을 설명하는 데 있어 이와 동일한 논법이 일반 서적 등에서 널리 이용되어 왔다. 삼림의 자연 발화를 보고 불 사용법을 알았고, 산불에 타 죽은 동물에 맛을 들여서 화식(火食)을 깨우쳤으며, 불을 지핀 자리의 흙이 단단해지는 것을 보고 도기를 발명했다는 등으로 말이다.

자연 조건이 같고 사회 집단의 규모에도 그리 큰 차이가 없으면, 어떤 집단이든 그 구성원이 종종 있는 일에 익숙해지고 종종 일어나는 현상을 알아차릴 확률은 장기적으로 볼 때 같다. 때문에 경험기원설에 따르면 같은 자연 조건하에 사는 비슷한 사회 집단에서는 반드시 같은 기술 문화가 발생하게 되어 있다. 그런데 정말 그럴까. 기술은 경험의 축적에 의해서 자연히 획득되는 것일까.

기술이 어떻게 태어나고, 전달되고, 집단의 구성원에 공유되고, 한 사회의 문화가 되어 가는가에 대해서는 유인원 연구를 통해 시사하는 바가 큰 사례들을 명백하게 볼 수 있다. 동아프리카의 침팬지는 집단마다 조금씩 다른 문화를 가지고 있다.

집단 A는 넙적한 돌을 깔고 그 위에 단단한 껍질의 열매를 올려놓은 다음 다른 돌로 깨서 먹는다. 그에 비해 집단 B는 풀이나 나무의 작은 가지를 다듬어서 낚싯대를 만들어, 그것을 벌집 구멍에 찔러 넣어서 붙어 나온 벌을 훑어먹는다. 석기[割石] 문화 집단은 낚싯대[釣棒]를 모르고, 낚싯대 문화 집단은 석기를 모른다. 하지만 이 기술에 관한 한, 두 집단 사이에는 그럴 만한 자연 조건의 차이가 없다.

이 기술은 모방과 학습을 통해서 이어져 간다. 집단 A의 어린 침팬지는 부모나 다른 성인들의 행위를 보면서 껍질깨기의 모방을 시작한다. 처음에는 물론 잘 안 된다. 그러나 일정 연령에 도달하면 껍질깨기 행동에 열중하기 시작하여, 반복 학습을 통해 드디어 깨는 요령을 몸에 익힌다. 다른 집단에서 편입되어 들어온 원숭이는 비록 젊더라도 그 요령을 습득하는 데 생각보다 시간이 걸린다. 더구나 고연령이 되면 몇 번이나 해봐도 잘 안 되어 결국 아무리 해도 요령을 깨우치지 못한다.

이 사례에서 알 수 있는 것은 두 집단 A, B에 각각 발명자가 있다는 것, 어느 한 침팬지에 의해 발명된 기술이 모방과 학습을 통해 집단의 공유 재산이 된다는 것, 그리고 그 발명이 한 집단에서 다른 집단으로 차례로 멀리까지 전해지는 구조를 침팬지 사회가 가지고 있다는 것이다.

문화 영웅에 의한 창작

그러면 최초로 누가 어떻게 발명했을까. 기술이 발명되어 집단의 문화가 되어 가는 대단히 흥미 있는 사례가 고지마[幸島]

의 일본원숭이에서 관찰되었다. 그것은 바로 꽤 유명해진 감자
씻기 행동이다. 한 어린 원숭이가 어느 날 돌연히 물 속에서
감자를 씻기 시작한다. 감자씻기는 어린 원숭이들 사이에 점차
퍼져 간다. 그리고 마지막으로 어른 원숭이가 망설여 가며 어
린 원숭이의 행동을 흉내내어 씻은 감자를 먹게 된다.

원숭이 사회의 발명자들은 아직 젊어서 생활 경험이 부족하
지만, 그렇기 때문에 관습에 얽매이지 않는 자유성과 대담성을
두루 갖춘 머리 좋은 어린 원숭이들임에 틀림없다. 그리고 아
마도 먹는 것에 보통 이상의 관심과 정열을 지니고 있을 것이
다. 만일 이 같은 상상이 타당하다면, 거기에는 발명이 일어나
는 데 필요한 조건이 갖추어져 있다.

발명자는 〈지혜 있는 자[知者]〉가 아니면 안 된다. 고대 중
국인은 뛰어난 발명자를 두고 〈교묘한 생각[巧思]의〉 사람이
라 불렀다. 발명자는 또한 곧바로 발명하게 될 사물에 대해 항
상 강한 관심을 기울여서 언제나 교묘한 생각을 하지 않으면
안 된다. 발명에는 우연이 따른다. 그러나 우연히 일어난 일을
발명에 결부시킬 수 있는 것은 언제나 끊임없이 발명에 마음을
기울이는 사람만이다. 발명자에게는 또한 정신의 자유와 대담
성이 요구된다. 그것은 반드시 육체의 젊음에 수반하는 것은
아니지만 적어도 정신의 젊음은 필요로 할 것이다. 한번 발명
된 기술은, 예를 들어 돌로 껍질을 깨는 그 원리는, 다른 보다
효과적인 원리에 의해 대체되기 전까지는 계승된다.

기술의 경험기원설은 근대인이 만들어낸 신화로서, 감히 말
한다면 평등주의 신화이다. 그러나 고대인은 그와 같이 생각하

지 않았다. 기술 진보가 완만한 시대에 살면서 뛰어난 발명자가 드물게 등장한다는 것을 알았던 고대인은 기술의 기원을 문화 영웅에 의한 창작에서 구했다.

유교 고전의 하나인 『주례(周禮)』 속에는, 수레나 배를 위시한 각종 기술에 대해 논한 「고공기(考工記)」라는 제목의 한 편이 있다. 「고공기」는 이렇게 서술하고 있다.

지자(知者)는 물(物)을 창작하고, 교묘한 기술을 가진 자는 그것을 원형으로 하여 계승해서 대대로 보존 및 전수한다. 이러한 사람들을 공(工)이라 한다. 다양한 공(工)의 일은 일체가 성인(聖人)이 창작한 것이다. 금속을 녹여서 칼을 만들고, 흙을 반죽해서 그릇을 만들고, 수레를 만들어서 땅 위를 달리게 하고, 배를 만들어서 물 위를 달리게 한다. 이것은 모두 성인의 일이다.

지자라 했든 성인이라 했든, 그것은 위대한 발명을 행한 사람들에 대한 고대인의 한없는 찬사였음에 틀림없다. 발명자들에게 이름을 내리려고 신(神)이나 전설적인 성주(聖主)에 가탁했다고 하더라도, 그것은 고대인의 사고(思考)로 볼 때 발명이라는 행위가 지니는 의미의 크기를 표현한 것으로 볼 수 있다.

문화 영웅에 의한 기술의 창작기원설도 물론 신화임에 틀림없다. 그러나 그것을 무명의 지자들에게 바친 고대인의 찬가였다고 해석한다면, 경험기원설보다 훨씬 더 기술의 진실에 다가갔다고 할 수 있겠다. 여기서 의학의 기원에 대한 중국 고대인의 신화를 되돌아보자.

신농과 황제의 설화

고대 중국에 있어서 의사는 공(工)이라 불렸으며 의공(醫工)이라고도 칭해졌다. 병을 고치는 기술의 소유자라는 의미이다. 그리고 그 기술도 다른 많은 기술과 마찬가지로 성주(聖主)의 창작이라 여겨졌다. 그러한 설화가 탄생하는 계기는『회남자(淮南子)』(기원전 120년경)에 나타난 신농(神農)의 설화였다.

옛날 사람들은 풀을 먹고 물을 마시고 수목의 열매를 따 먹고 소나 조개의 살을 먹었으며, 병에 걸리거나 독에 중독되거나 상처를 입는 일이 많았다. 거기서 신농이 처음으로, 사람들에게 오곡(쌀·기장·조·보리·콩)의 씨앗을 뿌리고 토지의 건습·비척(肥瘠)·고저를 확인하도록 하여 어디로 가면 좋을지를 깨닫게 했다. 그것을 행하면서 신농은 하루에 70회나 독에 맞닥뜨리게 되었다. (「脩務訓」)

『회남자』는 한(漢) 고조의 손자뻘인 회남왕 유안(劉安)이 막하의 사상가들에게 쓰게 한 저작이다. 신농은 중국에서 처음으로 군림했다고 여겨지는 전설상의 세 황제, 소위 삼황(三皇, 복희·여와·신농) 중 한 사람이다.

이 신농기원설로부터 곧바로 의학의 기원 설화가 파생해 나온다. 역사가이자 의사이기도 했던 서진(西晋)의 황보밀(皇甫謐, 215-282)은『제왕세기(帝王世紀)』에 이렇게 썼다.

염제(炎帝) 신농 씨는 강수(姜水) 가까이서 자라 처음으로 천하의 사람들에게 경작을 행하게 하여, 오곡을 심어서 그것을 먹도록 함으로써 살생을 줄였다. 또 초목을 맛보아 그 맛을 익혔으며, 약을 보급해서 병을 고치고 죽어가는 젊은이들의 목숨을 구했다.〈서민은 일상 생활 속에서 그것을 이용하면서 그 사실을 모르고 있다〉(『繫辭傳』). 그리하여 『본초(本草)』 4권을 썼다.(『太平御覽』 721)

『본초』 4권이란 황보밀 시대에 통용된 4권의 『신농본초경(神農本草經)』을 가리킨다. 권수는 어쨌든 간에 『신농본초경』은 최초의 약물서였다.

사실은 신농 설화가 태어나기 전에 의학은 이미 황제(黃帝)와 결부되어 있었다. 전설에서 황제는 신농의 다음을 이은 사람이라 하여 삼황에 이어지는 오제(五帝, 황제·전욱·제곡·요·순)의 처음에 놓인다. 그 황제의 설화를 『제왕세기』는 다음과 같이 기록하고 있다.

황제 유웅(有熊) 씨는……또 기백(岐伯)에게도 여러 가지 약을 맛보고 그 맛을 익히도록 하였고 의술을 관장하여 병을 치료하도록 했다. 오늘날의 경방(經方, 임상 의학)과 본초서는 모두 거기에 근원을 두고 있다.(『太平御覽』 79)

기백은 황제의 신하로서 그 의학의 스승이었다고 여겨지는 인물이다. 『본초』가 신농의 저작이라고 한다면 황제는 오로지

의서의 작성만 맡았던 것 같다. 『제왕세기』는 별도로 다음과 같이 전한다.

황제 유웅 씨는 뇌공과 기백에게 말해서 경맥(經脈)을 논하고 81가지 질문에 두루 통하여 『난경(難經)』을 만들게 하였으며, 9종의 침을 만들어서 『내외술경(內外術經)』 18권을 저술하도록 했다. (『太平御覽』 721)

뇌공은 황제의 신하이자 의사이다. 『내외술경』 18권은 전한 말에 편찬된 도서목록 『한서(漢書)』 「예문지(藝文志)」에 〈황제내경 18권, 외경 37권〉이라는 표현으로 나타나는 것으로서, 여기서는 『황제내경』을 가리킨다고 보아도 좋다. 『황제내경』은 중국 의학 제1의 고전이고, 『황제팔십일난경』은 그것에 이어지는 고전이다.

중국 의학의 세 고전인 『내경』과 『난경』과 『본초』는 신농이나 황제의 이름으로 되어 있다. 인류사가 시작된 지 아직 그리 오래 지나지 않은 태고의 옛날, 두 문화 영웅의 손에 의해 중국 의학이 창시되었다는 것이 고대인의 생각이다. 말할 것도 없이 이 고전들을 쓴 대부분의 저자는 이름을 남기지 않은 많은 의사나 채약사 들이며, 실제로 그 고전들은 모두 한대(漢代)의 저작이다. 이것에 후한 말의 실제 인물 장중경(張仲景)이 지은 『상한잡병론(傷寒雜病論)』을 더하면 중국 의학의 기초를 놓은 고전이 모두 갖추어진다. 오늘날까지 2천 년에 걸쳐 면면히 유지되고 있는 중국 의학의 범형(範型)은 이 네 고전에 의해 세워졌다. 한대야말로 중국 의학의 확립기였다고 해도 과언이 아니다. 그리고 중국 의학의 기원 설화를 만들어낸 것도 같은 한대의 사람이었다. 중국 의학은 기원 설화를 통해 중국 문화의 정통으로 자리매김되었고 권위도 세워졌다.

문자에 의한 기록

의학의 시작이라는 문제로 돌아가자. 중국 의학의 탄생 이전에도 중국에 의학은 있었다. 선사 시대에도 있었음에 틀림없다. 많은 의학사가는 주의 없이 쓰고 있지만, 그 기원은 실제로 인류의 역사만큼 오래되었는지도 모른다. 그러나 우리가 말할 수 있는 의학의 역사는 길어야 수천 년으로 문자의 출현 이후의 일에 불과하다. 왜냐하면 약물이나 의료 기구에 관한 고고학적 연구에는 한정된 역할밖에 기대할 수 없기 때문이다. 약물에 대해 말하자면, 먼저 이것은 고고학적 유물로서 잔존하기 어렵다. 만일 어떤 식물이 출토되었고 그것이 약용 식물이었다고 해도, 과연 당시에 약으로 이용되었는지는 결정할 길이 없다. 기껏해야 약에 사용되었을 가능성이 있다고 할 정도에 불과하다. 의료 기구가 석제나 도제(陶製) 또는 금속제라면 남아 있겠지만, 의료에만 쓰이는 기구가 나타났다고 해서, 그것이 형태상 틀림없다고 말할 수 있는 발달 단계에 도달했다고 단정하기란 (예를 들어 어떤 칼을 의료용 메스라고 단정하기란) 거의 불가능하다.

고대 중국의 다양한 문헌에 폄석(砭石)이라는 석제 의료 기구가 등장한다. 화농성 질환의 절개나 사혈(瀉血) 등에 쓰인 메스이다. 한대까지는 실제로 사용되었음을 문헌에서 확인할 수 있다. 고고학자들이 지금까지 발굴해온 엄청난 석제 칼 중에는 폄석이 분명히 포함되어 있었을 것이다. 만일 어떤 돌칼의 용도를 단정할 수 있다면 형태가 같은 돌칼의 계보를 쫓아서 폄석의 기원을 밝힐 수 있을지도 모른다. 그런데 폄석과 다른 돌칼을 구별할 수 있는 단서가 없다. 다른 돌칼로부터 확실히 구별할 수 있는 특징을 폄석이 갖추고 있었는지조차 우리는 알수가 없다.

출토 유물을 의료 기구나 약물이라고 단정할 수 있는 경우는 다음에 한정된다. 첫째는 특수한 모양에 근거한 의료 기구, 둘째는 한 벌로 되어 있는 의료 기구나 약물, 셋째는 표시된 문자에 근거한 의료 기구나 약물이다. 이 조건들을 만족하는 중국의 출토 유물 중 눈에 띄는 일례로서 하북성 만성현의 중산왕(中山王) 유승(劉勝, ?-기원전 223년)의 묘에서 발견된 일련의 의료 기구가 있다. 즉, 금은제(金銀製)의 의침(醫鍼) 9개와, 은제(銀製) 관약기(灌藥器) 그리고 동제(銅製) 거름기(濾)·동약시(銅藥匙, 수저)·제약용 동분(銅盆, 동이)·제약용 쌍이동확(雙耳銅鑊, 가마) 각각 1개씩이다. 의침 중 파손되지 않은 금침 4개(그림 1)는 『황제내경』에 기재되어 있는 9종류의 침 중 3종류와 그 모양이 일치하며, 특수한 모양을 한 기구의 예이다. 동분과 같이 모양은 보통 분(盆, 동이)과 구별이 안 되는 것도 있다. 그런데 이 분(盆)에는 세 곳에 〈의공(醫工)〉이라고 새겨

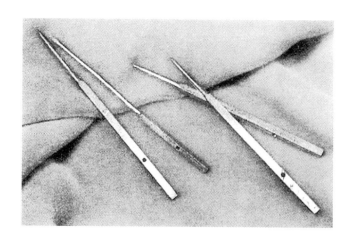

그림 1 유승의 묘에서 출토된 금침(『考古』, 1972. 3)

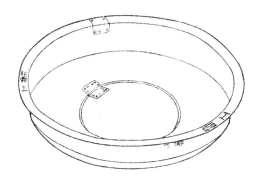

그림 2 동분의 〈의공〉(『滿城漢墓』, 1978)

져 있다(그림 2). 문자에 의해 식별되는 예이다. 그리고 또한 특수한 모양이나 각명(刻銘)을 지닌 기구를 포함한 한 벌이 모여 있어서, 이것들 전체가 의료 기구임을 의문의 여지없이 입증하고 있다. 이것은 지금도 세 조건을 모두 갖추고 있는 드문 예로서, 의료 기구라 단정할 수 있는 출토 유물 중 최고(最古)의 예이다.

약물로서는 호남성 장사(長沙)의 마왕퇴(馬王堆) 1호 한묘(漢墓, 기원전 175년-기원전 145년)에서 9종류의 약용 식물이 발견되었는데, 모두 방향성 식물로서 향베개·향주머니·향로에 들어 있었다고 한다. 용도는 약이 아니라 향이었음에 틀림없다.

잠시 뼈나 미라나 인분 등에 관한 연구로부터 가능한 질병사를 엿본다면, 물(物)을 통한 선사 시대 의학사의 정립은 극히 어렵다. 확실히는 문자 기록에 따라야 하므로, 고대 문명의 출현을 기점으로 할 수밖에 없다. 중국에서는 갑골 문자로 씌어진 은대(殷代, 기원전 약 1700년-기원전 약 1100년)의 복사(卜辭) 속에 질병과 약과 의료에 관한 가장 오랜 기록이 있다.

여기서는 중국 의학의 고전 속에 나오는 중국 의학 성립자들의 말을 언급해 본다. 그것은 중국 의학이란 무엇인가라는 질문을 안에서부터 읽어 깨우쳐 가는 작업이다. 나는 그것을 이 책에서 시도하려고 한다. 그리고 나는 중국 의학을 이미 만들어진 것으로 생각하지 않고 계속 만들어져 가고 있는 것으로 설정하고자 한다. 중국 의학을 예술 작품에 비유한다면, 감상자나 향유자나 비평자로서 그것을 대하는 것이 아니라, 감히 그 제작자의 입장에 몸소 뛰어든다는 의미이다. 그것은 역사를 살아가는 일이기도 할 것이다.

중국 의학의 고전은 한대에 씌어졌으며, 그 시대에 중국 의학의 범형(範型)이 완성되었다. 중국 의학이 탄생하기 전에는 도대체 어떤 의학이 중국에 있었을까. 중국 의학은 어떤 과정을 거쳐서 만들어진 것일까. 고전의 세계에 들어가기 전에 먼저 갑골문(甲骨文) 속의 의학을 엿보는 것으로 시작하자.

여기서 한 가지 말해 둔다면, 나는 의학이라는 말을 극히 넓은 의미로 사용하고 있다. 학문적 본체를 이루는 것만을 특별히 의학이라고 칭하지는 않겠다.

제 2 장 갑골문에 나타난 병과 의료

갑골문을 읽는다

갑골문은 복사(卜辭)라고도 불리는 것에서 알 수 있듯이, 은나라 사람이 점을 쳐서 신의 뜻을 물어 거북의 등껍질〔龜甲〕이나 짐승의 뼈〔獸骨〕에 새긴 문자이다. 그 내용은 왕과 그 일족을 중심으로 하는 사람들의 국사로부터 개인사에 이르는, 생활의 모든 측면을 망라하고 있다. 병이나 출산도 그 속에 포함된다.

먼저 구체적인 예로서 〈그림 3〉의 글을 읽어보자. 중앙 세로선의 왼쪽에는 화살표 방향(←)으로,

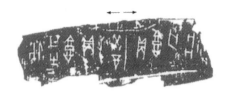

그림 3 곽말약(郭沫若) 『복사통편(卜辭通篇)』(1937) 786

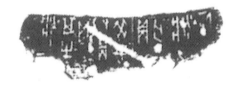

그림 4 『복사통편』 787

계유복(癸酉卜)으로서 묻노니, 곽(郭)에게 그 병이 있는가.

중앙 세로선의 오른쪽에는 화살표 방향(→)으로,

묻노니, 곽이 병으로 죽을 것인가.

라고 씌어 있다. 곽(郭)은 점 보는 사람의 이름이다. 물음을 좌
우대칭으로 긍정문과 부정문으로 쓰는 형식은 흔히 보인다. 〈그
림 4〉도 병의 유무를 묻는 같은 형식의 복사이며, 사람 이름은
강(剛)이다.

신의 뜻을 묻는 자는 점〔卜〕을 직업으로 하는 올곧은 사람

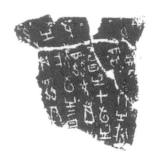

그림 5 『복사통편』 788

〔貞人〕이다. 물음의 말을 등껍질〔甲〕이나 뼈〔骨〕에 새겨서 특수한 방식으로 그것을 구우면, 세로로 한 줄기 깊은 구열(龜裂)이, 옆으로 많은 가는 구열이 달린다. 그 구열의 달리는 모양을 보고 점 치는 자는 왕이다. 왕이 점 친 말도 물음의 뒤에 새긴다. 점의 대상이 된 사안(事案)이 끝난 후에 실제로 일어난 결과를 적은 문자를 마지막에 덧붙인다. 우리가 등껍질이나 뼈에서 읽는 것은 이 세 요소의 전부 혹은 일부로 이루어진, 대체로 극히 짧은 문장이다.

〈그림 5〉의 복사는 다음과 같다.

□申에 복(卜)하여 묻노니, 㞢은 잘못 □ 질병이 있는가. 열흘 하고 (또) 이틀, □未, 㞢에게 정말로 잘못 있다. 100일 하고 (또) 일흔 하고 (또) 아홉, 㞢에게 역시 질병 있다. (□는 불명)

蟲은 사람 이름인데 읽을 수가 없다. 이제부터 음을 알 수 없는 글자가 많이 나온다. 발음을 적지 않은 어려운 글자가 그렇다. 旬业二日은 (10+2)일, 百业业七旬九는 (100+70+9)일을 뜻한다. 즉 처음 물은 날과 17일 후 및 179일 후에 일어난 결과를 나타내고 있다.

여기서 주의할 것은 첫째, 갑골문은 어디까지나 복사이지 서사문은 아니기 때문에 기록의 범위는 처음부터 고정되어 있다. 둘째, 복사에 등장하는 인물은 정인(貞人)이나 희생자를 제외하면 왕·왕족·중신·관료·유력 씨족 우두머리〔長〕 등의 지배층으로서, 거기에 나타나는 지식이나 관념도 그들의 공유물일 뿐 일반 서민의 것은 아니었다. 은인(殷人)이라 할 때도 그 지배층을 가리킨다.

병의 식별

은인은 병의 종류를 주로 발병한 신체 부위에 따라 구별했다.

갑진(甲辰)에 출(出)이 묻노니, 왕의 목이 아픈데 질질 끌지는 않겠는가

출(出)은 정인(貞人)의 이름이다. 이하도 같다.

묻노니, 이가 아픈데 재앙이 있겠는가.

28

묻노니, 왕은 뼈가 아프지 않을 수 없는가.

왕이 점쳐서 말하기를, 아플 일이 없다.

부위에 따라서 지정되는 병에는 목·정수리(天, 顚)·눈·귀·코·혀·이·몸·콩팥·팔꿈치·무릎·발·발가락·뼈의 병이 있다. 증상에 따라 구별되는 일도 있다. 먼저 실어증을 보면, 말[言]은 언어 기능을 의미한다.

묻노니, 말에 어떤 병이 있는가.

다음의 ♣ 은 유선염(乳腺炎)을 가리킨다는 설도 있다.

임자(壬子)에 쟁(爭)이 묻노니, 왕의 ♣ 앓는 것은 저주가 있는가.

복부(腹部)의 병을 두 가지 들어 보자.

을해(乙亥)에 복(卜)하여, 곡(穀)이 묻노니, 7월에 ♠ 을 나을 것인가…… 복(卜)하여 곡(穀)이 묻노니, 왕에 7월에 ♠ 을 나을 것인가…….

계유(癸酉)에 복(卜)하여 쟁(爭)이 묻노니, 왕의 배가 편치 않으니 질질 끌지나 않겠는가.

♠ 은 배를 압박하는 부결병을 나타내는 것 같다. 彳 자(字)

는 목[頸部]의 부기(浮氣)를 나타내며, 후세의 벙어리[瘂]에
해당하는 병일 것이다.

정신 질환도 있다.

　　문노니, 마음을 해치는 일이 있는데 질질 끌지 않겠는가……
아픈데 현기증[旋]이 오지 않겠는가.

선(旋)은 어지럼을 뜻하는데, 메니어 병 Meniere's disease이나
신경계의 질환이지 않을까. 흥미로운 것은 귀몽(鬼夢)이다.

　　문노니, 아(亞)에게 귀몽이 많다. 어디 아픈 것인가. 4월.

아(亞)는 점 보는 사람이다. 꿈은 종종 나쁜 일의 전조로 여
겨졌다. 병과는 무관하겠지만 〈그림 6〉의 가운데 부분 왼쪽부
터 제1, 2행에 다음이 있다.

　　계축(癸丑)에 복(卜)하여 쟁(爭)이 문노니, 순(旬)에게 잘못
이 없는가. 왕이 점 쳐서 말하기를, 저주가 있고 꿈이 있다. 갑
인(甲寅)에 말하노니, 진실로 來敄(침구[侵寇])가 있다.

꿈의 길흉을 묻는 복사는 극히 많았고 병에 관련된 것도 적
지 않았다. 이것은 후세까지 왕성하게 행해진 점몽술(占夢術)
의 시작이다.

확실한 병명을 가진 질병도 있었다. 〈그림 7〉의 다음 복사를

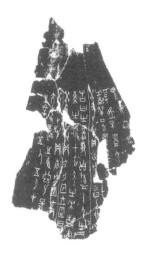

그림 6 『복사통편』 430

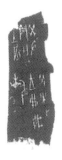

그림 7 곽말약 『은계수편(殷契粹編)』(1933) 1267

보자.

　계미(癸未)에 복(卜)하건데, 왕은 軟을 앓고 있는가.

　軟은 『설문(說文)』에 〈눈병으로 軟을 낳게 되기도〉라고 나
타난다. 하복부의 질환을 가리키는 疒(주)도 독립된 병명이다.
후세와 같은 병명이나, 같은 병인에 의한 명명도 나타난다. 다
음에 나오는 회(回)는 회충(回虫), 고(蠱)는 흡혈충병(吸血虫
病)·간염 같은 미생물에 의한 중증의 질환이다.

　…… 회(回)를 앓는가.
　묻노니, 미고(媚蠱)가 되는가, 미고가 안 되는가.
　묻노니, 왕의 뼈는 고(蠱)가 되는가, 고(蠱)가 안 되는가.

　미고는 고미(蠱媚)와 같다. 그러나 후세의 의미는 완전히 바
뀌어서 요염함을 표현하는 말이 되었다.
　알코올 중독증도 있다.

　갑자(甲子)에 복(卜)하건데, 方이 묻노니, 龜는 술을 마셔서
병이 났는데, 왕의 고(古)에 따르지 말까 따를까.

　고(古)는 일[事]을 뜻한다. 龜는 제사·정벌·개간·수렵 등
국가의 중요한 활동에 종종 최고책임자로서 참가한 은(殷)의
중신이다. 그 남자가 술에 빠져서 왕사(王事), 즉 국가의 정치

32

에 참여할 수 없게 되었다. 은(殷)을 멸한 주(周)나라 사람들은 은나라 사람들이 주지육림(酒池肉林)의 즐거움에 빠져 있었다고 비난했는데, 畢 와 같은 사례에 그 근거가 있었는지도 모른다.

학(瘧), 즉 말라리아는 瘧라고 씌어져 있다.

기사(己巳)에 복(卜)하건데, 문노니 瘧가 있어서 왕이 오줌을 싸는가. 8월.

주목할 바는 역(疫, 유행병)의 기재이다.

갑자(甲子)에 복(卜)하건데, 般이 문노니, 역(疫)이 도는데 질질 끌지 않겠는가. 문노니, 역이 도는데 오래 가겠는가.

그 밖에 미해결의 병명도 있어서 약 30가지 정도의 병이 식별되었다.

병은 아니지만 회임(懷妊)과 분만(分娩)도 궁정의 대사였다.

신축(辛丑)에 복(卜)하건데, 각(穀)이 문노니, 부호(婦好)에게 아기가 있는가. 3월.

부호는 종종 군대를 이끌고 적국을 습격한 유력 씨족의 여장군이다. 일견으로는 왕비라고도 전해진다. 〈그림 8〉의 복사는 다음과 같다.

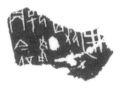

그림 8 『은계수편』 1233

문노니, 이제 5월에 호(好)는 毓(育)할까, 그게 妨할까.……
불(弗)…….

毓는 출산을 말하고, 妨는 득남을 의미한다.

갑신(甲申)에 복(卜)하건데, 각(殼)이 문노니, 부호(婦好)는
명(冥, 만[娩])할까, 그게 妨할 수 없는가. 삼십 일 하고 (또)
하루, 갑인(甲寅)에 명(冥)하고, 진실로 妨 안 한다.

31일 전에 점 친 그대로 출산한다. 태어나서 곧 죽는 애도
많았다.

노(魯)는 妨할까. 진실로 妨하는 것이 질질 끌어서 죽겠다(凶).

일반적으로 소아의 사망률이 높았기 때문이겠지만, 아이의
병에는 죽음을 점치는 일이 많았다.

婦妹의 아이가 아픈데 죽을 수밖에 없는가.

34

저주를 쫓다

지금까지 인용한 복사에서 몇 개쯤 보인 대로 병은 대체로 뭔가의 저주 때문이었다.

임술(壬戌)에 복(卜)하건데 긍(亘)이 묻노니, 이가 아픈데 저주가 있는가.

저주한 사람의 이름을 묻는 일도 있었다.

묻노니, 사람을 아프게 하는데 부갑(父甲)의 저주인가.
묻노니, 제(帝)가 쳐서 왕이 아픈가.

부갑(父甲)은 선왕의 한 사람인 조갑(祖甲), 제(帝)는 최고신인 상제(上帝)이다. 저주해서 병을 일으키는 것에는 상제나 선왕이나 배우자의 영(靈) 이외에 구신(舊臣)의 영(靈)도 있었다.

묻노니, 병이 있노니 황윤(黃尹)의 저주인가.

황윤(黃尹)은 은(殷)의 명신이라 전해지는 이윤(伊尹)과 동일 인물일 것이라 한다. 사람의 영(靈)뿐 아니라 병명의 ᨊ(고[蠱])나 저주를 타나내는 ᨊ(告), ᨊ(공[龔]) 등의 자형(字形)이 벌레나 용을 포함하고 있는 것에서도 알 수 있는 것처럼, 동물 영(靈)의 저주도 병인이라 여겨진 것 같다. 병인론으로 말하자면 외인론의 입장을 취했던 것이다.

밖에 있는 영(靈)의 저주가 병인임을 알면 제사를 지내서 쫓지 않으면 안 된다. 저주한 대상과 상황의 차이에 따라 행하는 제사도 달라진다.

왕의 이[齒]를 강갑(羌甲)에게 御(어[御])하지 않는가.

어(御)는 제명(祭名), 강갑(羌甲)은 방계의 선왕이다.

갑자(甲子)에 복(卜)하여 般이 묻노니, 伇(역[疫])을 앓고 있는데 낫지 않겠는가. 묻노니, 역(疫)을 앓고 있는데 그게 나을까. 묻노니 伇(疫)이 끝나려면 侑(유[侑])해서 나을 수 있겠는가.

역병이 유행 중일 때에는 정제(正祭), 끝나면 유제(侑祭)를 올렸던 것 같다. 물론 약물을 이용한 치료도 했음이 틀림없지만, 알려져 있는 것은 물고기와 棗뿐이다. 棗을 조(棗)라 읽는 사람도 있다.

병술(丙戌)에 복(卜)하여 묻노니, 疛에 물고기를 사용할까. 갑술(甲戌)에 복(卜)하여 …… 묻노니, 疟가 있는데, …… 棗을 잡지 않는가.

이미 말한 대로 疛은 하복부의 병이고 疟는 말라리아인데, 약에 관한 복사가 드문 이유는 두 가지로 생각할 수 있다. 하나는 효용이 확실한 약이라서 사용할 때마다 일일이 점 칠 필요가 없었기 때문일 것이고, 다른 하나는 동식물의 이름을 나타내는 해독된 문자가 극히 조금밖에 없었기 때문이다.

그 밖의 치료법으로 발균(拔菌)과 접골이 있었다.

갑자(甲子)에 복(卜)하여 각(殼)이 묻노니, 왕이 이를 앓는데 고칠〔易〕 수 없는가.

왕의 팔꿈치에 저주가 있는데, 팔꿈치〔口肘〕를 凵(규〔糾〕)할 수 없겠는가.

역(易)은 바꾸어 끼다이고, 주(肘)는 팔이며, 凵은 규합(糾合) 즉 접합이다. 또 𝍔를 안마라고 보는 사람도 있다.

어떤 사람은 침구(鍼灸)의 기원을 은대(殷代)로 보아 𝍖를 자침(刺鍼), 𝍗를 애(艾)라 해석한다. 그러나 전자는 〈그 𝍖〉 및 〈𝍖〉라 쓴 두 조각밖에 남아 있지 않고, 후자를 포함하는 글은 직접 병에 관련된 내용이 아니다. 나는 이 해석이 전혀 근거가 없을 뿐더러 확실히 틀린 것이라고 생각한다. 이 문제는 다음 장에서 다루자.

제정(祭政) 국가 은(殷)의 의학에는 특이한 것도 독특한 것도 없었다. 발병한 신체 부위로부터 독립적으로 명칭이 주어진 병, 다시 말해서 일반성을 가진 것으로 파악된 병은 극히 적었다. 치료는 약물 요법과 간단한 외과 요법, 그리고 저주를 쫓기 위한 제사가 큰 비중을 차지하였다.

제 3 장 중국 의학의 태동

——『좌전(左傳)』

침구(鍼灸) 요법의 기원

갑골문을 통해 알 수 있는 은대(殷代)의 의학은 오늘날 우리가 중국 의학이라 부르는 것이 아니었으며, 중국 의학을 예감하게 하는 것조차 어디에도 없었다.

우리는 언제나 중국 의학에 대해, 이를테면 근대 의학과 다른 뭔가 독특한 의학이라고 생각해왔다. 다른 의학에서는 볼 수 없는 중국 의학의 독자성이 어디에 있는가는 고전을 읽는 동안 점차 명확해질 것이다. 그렇다 하더라도 그 독자성을 만들어낸 계기는 도대체 무엇일까. 사실을 말하자면 그것은 이미

『제왕세기』의 황제 설화 속에 정확히 기록되어 있다. 황제는 기백(岐伯)과 뇌공(雷公)에게 명(命)하여 〈경맥을 논하도록〉 하고 〈구침(九針)을 만들게〉 하고 『난경』과 『황제내경』을 저술토록 하였다.

중국 의학의 시작을 장식하는 두 고전 『내경』과 『난경』은 침구 의학, 특히 침의학과 의학 이론에 대한 책이다. 그 의학 체계의 핵심은 맥(脈)의 방법과 이론에 있다. 다시 말해 맥을 통한 진단과, 맥에 따라 효과적인 치료점에 침과 쑥으로 시술하는 치료법이 있었다. 또 그 방법을 뒷받침하는 생리 및 병리 이론도 있었다. 황제 설화의 관점에는 조금의 혼란도 없었다. 맥의 방법과 이론을 발전시킨 것은 침구 요법 중에서도 침요법에 종사하는 의사들이었다. 바꾸어 말하면 『내경』과 『난경』은 중국 의학을 만들어낸 것이 침구 요법임을 상징적으로 말하고 있다.

침구는 아주 특이한 요법으로서, 이것과 유사한 것을 다른 고대 문화에서는 전혀 볼 수가 없다. 그래서 침구 요법의 기원이 무엇인가라는, 중국 의학이 해결해야 할 특별한 문제가 생겨났다.

중국 의학사가 중에는 침구 요법의 기원을 찾아 은대까지 또는 신석기 시대까지 거슬러 올라가려는 사람들이 적지 않다. 이 사람들의 생각에 따르면 중국 땅에서 발생한 의학은 처음부터 중국 의학이었고, 설령 그렇지 않더라도 최소한 그 싹은 지니고 있었다. 이것은 고대인의 신화를 이어받은 구상이다. 그러나 역사적 상황으로서 그만큼 오랜 기원을 상정할 수 있겠는가.

침구의 기술(技術)

여기서 간단한 사고 실험을 해보자. 먼저 기술의 경험기원설 입장을 취한다. 석제나 골각제의 침(針)이라면 신석기 시대의 모든 문화에 있었다. 이 경우에는 자연 조건이나 병의 종류가 그다지 관계없다고 보아도 좋을 것이다. 그렇다면 중국에서 침 치료의 기술이 발생한 이상, 다른 지역에서도 같이 발생했을 수 있다. 쑥뜸의 원료가 되는 쑥은 세계적으로 분포되어 있다. 그뿐만이 아니다. 고대의 이집트·그리스·로마·중국 등지의 모든 민족에는 액땜이나 질병 퇴치를 위해 쑥을 몸에 붙이거나 문에 거는 풍습이 널리 퍼져 있었다. 또한 쑥이 부인병에 듣는다고 보았던 점도 같았다. 이 고대 여러 민족들 사이에는 많은 의서나 약물서가 씌어진 기원 전후의 시대에까지 쑥에 관한 일종의 공통 문화가 성립하였던 것이다. 이것은 그 문화가 어디까지 거슬러올라가든 간에, 구요법(灸療法)을 탄생시키기 위한 일반적인 조건에는 어떤 차이도 없었음을 간접적으로 보여주고 있다.

그럼에도 불구하고 침요법과 구요법은 중국 이외에서는 발명되지 않았다. 침과 쑥이 있다는 것과 침구 요법을 발명한다는 것 사이에는 기술의 경험기원설이 가정하는 인과 관계가 없다.

그러면 창작기원설이라면 어떨까. 중국의 신석기 시대나 은대에 젊고 총명하며 발명 재주가 뛰어나고, 항상 의료에 몰두한 인물이 종종 어떤 일에 착상을 얻어서 침이나 쑥뜸을 이용한 치료법을 발명했다고 하자. 그것은 충분히 가능한 일이다.

그리고 이것이 실제로 일어나서 새로운 치료 기술로서 사회적으로 널리 받아들여지게 되었을 것이다. 만일 그렇다면 다른 문화를 가진 다른 민족이라 하더라도, 침구를 수용할 만한 조건이 충분히 갖추어졌기 때문에 기술의 전파나 발명 착상의 전파가 일어났음에 틀림없다. 기술 그 자체가 전해지지 않더라도 이러한 기술이 발명되었다는 정보가 전해지면, 그 기술은 꽤 용이하게 재발명된다. 그것은 발명 착상의 전파로서 〈자극(刺激) 전파〉라고도 불린다. 이 중 어느 하나가 전파되어 지중해 동부 지역의 여러 민족 사이에 침 또는 구요법이 정착한 역사적 시간은 신석기 시대는 물론 은대부터도 충분히 있었다. 그런데 고대 그리스·로마의 문헌은 여러 민족의 약이나 의료에 관해 이모저모 기재하고 있지만, 침이나 구에 대해서는 전혀 언급하고 있지 않다. 그것은 침구 기술의 발명이 상당히 새로운 시대에 속한다는 것을 간접적으로 증명하고 있다.

은대에는 침구 기술이 없었고, 따라서 중국 의학은 아직 맹아조차 없었다. 은대와는 비교도 되지 않을 만큼 풍부한 문자 기록을 남긴 주대(周代)에는 어떤 의학이 존재했을까. 중국 최초의 역사서라고 할『좌전(左傳)』속에서 그것을 찾아보자.

박물(博物)의 군자

은(殷)을 멸망시킨 주(周)는 지금의 서안 남쪽에 수도를 정하고 기원전 770년경에 동천해서 수도를 낙양으로 옮겼다. 주나라는 동천 이전에는 서주, 이후에는 동주라 불렀다. 동주는 기원전 403년을 기점으로 춘추 시대에서 전국 시대로 들어갔다. 『좌전』(『春秋左氏傳』이라고도 함)은 춘추 시대를 거의 망라하는 노국(魯國)의 연대기 『춘추(春秋)』에 자세한 역사 기술을 섞어서 주석을 붙인 책으로서, 전국 시대 초기인 기원전 386년경까지 만들어졌다고 추정되고 있다.

춘추 시대에는 제후가 병이 들면 신(神)들의 저주라고 해서 예년에 없는 정중한 제사를 행했다. 그러나 은대와 달리 신들과 병의 연관성도 점차 한정되었다. 정(鄭)의 명재상 자산(子産)이 진(晉)에 초대되었을 때(기원전 535년), 진의 평공(平公)은 3개월이나 병상에 있었다. 바라다 보이는 모든 산천의 신들에게 기도했지만 낫지 않는다. 국무경(國務卿)의 한 사람인 한선자(韓宣子)가 〈요즈음 평공은 꿈에서 침실에 들어오는 누런 곰을 보았는데 도대체 어떤 역귀(疫鬼)인가〉라고 묻자, 자산은 대답했다.

군주가 현명하기 때문에 당신께서 정치의 대권을 잡고 계십니다. 그런데도 어떤 역귀가 있다는 말입니까.

누런 곰은 제요(帝堯)가 죽였으며, 그것은 하(夏) 왕조의 시조 우(禹)의 부친인 곤(鯀)의 화신이다. 하(夏)·은(殷)·주(周)의 3대는 곤의 제사를 행해 왔다. 자산은 〈진은 열국(列國)의 맹주가 되었는데도 아직 제사를 안 지내고 있지 않습니까〉라고 말했다. 자산의 말에 따라 곤에게 제사를 올리자 평공의 병이 호전되었다.

〈선정이 미치는 곳에 역귀가 발호할 여지는 없다〉라고 잘라 말하는 자산에게는, 은인(殷人)과는 전혀 다른 정신이 숨쉬고 있었다. 제(齊)의 명신 안영(晏嬰)도 똑같은 정신의 지평을 보여준다. 제의 경공(景公)이 옴을 앓고 거기에다 말라리아에까지 걸려서 일년 이상이나 낫지 않아 신관(神官)과 사관의 책임이 문제가 되었다(기원전 522년). 그때 안영은 〈아무리 신관이 기도해도 악정에 대한 억조 인민의 저주에는 이길 수 없으니, 경공이 신관이나 사관을 벌하려 하신다면, 덕을 쌓은 후에 하시는 것이 좋겠습니다〉라고 말하여 정치를 개혁토록 하였던 것이다.

자산이 〈박물(博物)의 군자(널리 사물과 그 도리에 통한 사람)〉라 칭송된 일화가 있다. 진의 평공이 병에 걸렸다(기원전 541년). 병 문안을 간 자산이 물으니, 복자(卜者)는 실침(實沈)과 태태(台駘)의 저주라고 말하면서도 〈그들이 도대체 어떤 신인지 사관도 모릅니다〉라고 했다. 그러자 자산이 설명했다. 〈실침은 참성(參星, 진의 별이라 여겨진 오리온자리의 세 별자리)의 신이고 태태는 분수(汾水, 진의 강)의 신이지만, 이 경우 주군의 몸에는 관련이 없다.〉

산천의 신께는 홍수나 가뭄이나 유행병의 재난이 일어날 때 제사를 지냅니다. 일월성신(日月星辰)의 신께는 계절과 눈·바람·비가 있을 때에 제사를 지냅니다. 주군 님의 몸의 경우엔 기거나 음식이나 애락(哀樂)에 의한 것입니다. 산천·성신의 신에게 그 이상 무엇이 가능하겠습니까.

44

자산은 이렇게 말하면서 〈원인은 일상 생활의 무절제와 후궁에게 있다〉라고 지적했다.

자산에 따르면 군자의 일상 생활에는 4개의 시간대가 있다. 아침에는 정치를 행하고, 피로하거나 지루해지면 기분을 전환하며, 낮에는 정책을 의논하고, 저녁에는 명령을 작성하며, 밤에는 신체를 쉰다.

이렇게 하면 시간대마다 체내의 기(氣)가 적당히 발산됨으로써 기의 폐쇄나 적체로 인해 몸이 여윌 일이 없으며, 마음은 맑아서 해결되지 않는 일이 없습니다. 주군 님은 사물에 대한 확실한 구별이 없고, 그것을 혼란하게 하셔서 병에 걸리신 것입니다.

자산의 이 말은 병을 기(氣)의 적체나 폐쇄라고 보는 견해이며, 이 무렵에 이미 이러한 생각이 생겨났음을 증명한다. 이것은 곧 병리학의 기초가 되었고, 나중에는 고토 곤잔(後藤艮山, 1659-1733년)의 일기유체설(一氣留滯說)에서 꽃핀 중요한 사고 방식이다.

병인(病因)을 자연 환경에서 찾는 사고 방식도 있었다. 진(晉)의 경공(景公)이 천도하려 했다(기원전 585년). 시종장이자 장군인 한헌자(韓獻子, 선자[宣子]의 아버지)는 그 후보지에 반대했다.

거기는 토지가 낮으며 물이 마르기 쉽고 오물이 쌓이기 쉽습니다. ……신체가 허약하게 되고, 거기서 체내에 수분이 고이는 병(침익[沈溺])이나 발이 붙는 병(중추[重膇])이 생깁니다.

병명에는 여기서 말하는 침익(沈溺)이나 중추(重膇) 외에도 개(疥)·점(痁, 학[瘧])이나 심질(心疾)·심복지병(心腹之病) 등 후세에 이어지는 명칭도 나타난다.

진단법의 맹아

춘추 시대에도 물론 의사라는 직업은 있었다. 『좌전』에 처음 등장하는 의자(醫者)는 기원전 630년, 진공(晉公)의 명령으로 짐(酖)을 조제해서 암살을 행하려 한 의연(醫衍)이다. 권력자를 위해서 독을 조제하거나 투여하는 의자는 후세에도 끊이지 않았다. 그럴 때 가장 잘 쓰인 것이 짐(酖)이다. 짐은 남방산(南方山)의 새인 짐(鴆)의 깃털을 술에 담가서 그 독을 추출한 것으로, 짐주(鴆酒)라 했다. 독살용이나 자살용 짐에 대한 기재는 송대를 마지막으로 사라졌는데, 짐은 오랫동안 수수께끼의 새라 여겨져서 그 실체마저 의문시되어 왔다. 그런데 1990년에 뉴기니의 밀림 속에서 피부와 깃털에 맹독을 지닌 새 관모피토휘 hooded pitohui(*Pitohui dichrous*)가 발견되어 짐 기재의 신빙성이 갑자기 높아졌다.

직업으로서의 의(醫)가 확립되면 기술도 발달한다. 진단법의 맹아를 전하는 일화가 있다. 감식(減食)해서 침상에 누워 꾀병을 부려 재상직을 거절한 사내에게 초(楚)의 강왕(康王)이 의

자를 보냈다(기원전 552년). 이에 의자는 복명했다.

> 심하게 여위셨지만 아직 혈기가 동(動)하고 있지는 않습니다.

〈동(動)〉이란 바로 맥의 박동에 이상이 있다고 여겨졌을 때, 예를 들면 〈이것이 동(動)하면 즉시 치통을 앓는다〉(마왕퇴 한 묘에서 출토된 『陰陽十一脈灸經』)라는 형태로 쓰이는 말이었다. 이 〈아직 혈기가 동하고 있지는 않습니다(혈기에 이상이 없습니다)〉는 진단이 과연 진맥에 의한 것인지는 알 수 없다. 그러나 동맥의 어딘가 박동하는 부위에 손가락을 대서 진단하는 맹아적인 맥진법(脈診法)이 이미 생겨났음을 시사하는지도 모른다.

진단에 맞닥뜨려서 의사가 가장 중시하는 것은 환자가 살 수 있을지 죽을지의 판단이었다. 제(齊)의 의공(懿公)이 병에 걸렸다(기원전 609년). 의자는 말하기를 〈가을이 되기 전에 돌아가시겠습니다〉라고 했다. 의공은 5월에 죽었다. 그러나 이 경우는 원한을 품은 신하에게 살해된 것이기 때문에 진단이 맞았다고 하기보다는 예언이 맞았다고 해야겠다. 어쨌든 〈복의(卜醫)〉라고 병칭하는 표현(『史記』 중 「日者列傳」)이 있는 것에서도 알 수 있듯이 환자의 죽음을 예고하는 의자는 복자(卜者)와 같은 부류로 간주되었다.

진단이라 하면 『좌전』의 의학 기사 중 가장 잘 알려진 「병이 고황(膏肓)에 들다」라는 고사가 있다. 진(晉)의 경공은 병이 깊어져서 진(秦)의 환공(桓公)에게 의자 파견을 부탁하였다. 그리하여 의완(醫緩)이 파견되었다(기원전 581년).

의자가 도착하기 전에 경공은 병이 두 명의 아이가 되어 있는 꿈을 꾸었다. 아이는 이렇게 말했다. 〈저자는 좋은 의자이지. 방심하면 우리가 당한다. 어디론가 도망가자. 황(肓)의 위, 고(膏)의 밑에 있으면 우리를 어떻게 할 수 없지.〉

의자가 도착해서 말하기를 〈병은 고칠 수 없습니다. 황의 위, 고의 밑에 있어서 거기를 공격할 수 없으며, 거기에 달(達)할 수도 없습니다. 약이 거기에는 닿지 않습니다. 고칠 수 없습니다.〉라고 했다.

경공은 〈훌륭한 의자다〉라고 말하고 크게 사례를 하여 귀국시켰다. 황은 횡경막, 고는 심장 밑의 지방을 뜻한다. 여기서 중요한 것은 〈달(達)〉이라는 표현이다. 서진(西晉)의 주석가 두예(杜預, 222~284년)는 이 말에 〈침(針)〉이라 주를 달았다. 그 이래 『좌전』의 이 구절은 침구법에 대한 가장 오랜 언급이라 간주되어 왔다. 침이 이미 보편화된 요법이었던 시대의 두예가 〈달(達)〉을 〈침(針)한다〉라 해석한 것은 무리가 아니며 꾸짖을 수 없다. 그러나 달(達)한다는 것은 약에 대해서도 하는 표현이다. 아무튼 두예의 주를 제외하면 기원전 6세기에 침요법이 있었다는 증거는 하나도 찾을 수 없다.

중국 의학의 태동

『좌전』에 있는 몇 개의 기사가 시사하는 바와 같이 기원전 6세기에 중국 의학의 태동이 시작되었다. 그것을 상징하는 것이 의화(醫和)의 일화다. 불규칙한 생활과 후궁 때문에 병이 났다고 자산(子産)에게 지적 당한 진(晉)의 평공이 진(秦)에 의자를 부탁하여 경공이 의화(醫和)를 보내 진찰시켰다.

의화(醫和) 병은 고칠 수 없습니다. 이것은 〈여자를 너무 가까이하면 생기는 것이고 마치 고(蠱)에 걸린 것과 같다〉라고 하는 것입니다. 역귀의 탓이 아니고 음식물의 탓도 아니라면, 여색에 혹해서 마음을 잃은 것입니다.

평공(平公) 여자를 가까이해서는 안 되는가?

의화 절제하셔야 합니다. ……지나치게 되었을 때 거기서 중지하시면 병이 생기는 일은 없습니다. 하늘에는 육기(六氣)가 있어 땅에 내리면 오미(五味)로 생겨나고, 그것이 발해서 오색(五色)이 되고 싹터서 오성(五聲)이 됩니다만, 그것들도 도를 지나치면 육질(六疾)을 낳습니다. 육기란 음(陰)·양(陽)·풍(風)·우(雨)·회(晦)·명(明)을 말하는데, 그것은 하루에 4개의 시간대로 나뉘어 사물의 5개 절목을 갖춥니다. 그 한도를 넘으면 화를 부릅니다. 음이 도를 지나치면 한(寒)의 병, 양이 도를 지나치면 열의 병, 풍이 도를 지나치면 사지〔末〕의 병, 우가 도를 지나치면 복(腹)의 병, 회가 도를 지나치면 혹(惑)의 병, 명이 도를 지나치면 심(心)의 병이 됩니다. 여자는 양에 속하는데, 어두울 때에 바싹 다가오니까 도가 지나치면 체내에 열이 생겨서 감고(感蠱)의 병에 걸립니다. 주군께서는 절목을 지키고 시간대를 나눈 생활을 하시지 않았기 때문에 이렇게 될 수밖에 없었습니다.

나아가서 의화(醫和)는 고(蠱)란 무엇인가라는 질문을 받자 〈'음익감란(淫溺惑亂)이 생기는 곳'으로서, 『주역(周易)』에서는 '남녀를 혹하게 하여 풍산(風山)을 떨어뜨리는 것'을 고라 합니다〉라고 덧붙였다. 갑골문에 고(蠱)·미고(媚蠱)라는 병이 나타난다. 여기서 말하는 고·미고는 그 갑골문에서 유래했지만 의미는 완전히 변했다. 고혹(蠱惑)되어서 여자에 빠진 남자의 병은 어떤 종류의 고와 비슷한 증상을 보일까. 의화가 진단 소견의 첫머리에 인용한 속담 같은 말은 필경 고를 가리킨다.

그것은 그렇고, 의화에 의하면 자연에는 기(氣)라 총칭되는 6개의 성분이 있으며 그 작용에 의해서 다양한 현상이 일어난다. 인체에 있어서는 6개 성분 사이에 양적인 균형이 유지되는 한 생명이 손상되지 않는다. 그러나 외계와의(여기서는 남녀간) 상호작용을 통해서 하나 혹은 그 이상 성분의 양(量)이 한도를 넘어 증가하여, 지니고 있던 균형이 깨지면 병이 된다. 그 경우 어떤 병이 생기는지는 초과된 성분의 조합에 의해서 결정된다.

기(氣)의 개념

의화의 병인론은 병이라는 개별적인 현상을 육기(六氣)의 상태 변화라는 일반적인 요인을 통해 설명하려 한다. 거기에는 확실한 병리학의 맹아가 있다. 음(陰)·양(陽)·풍(風)·우(雨)·회(晦)·명(明)을 각각 3개 축의 양단에 놓은 3차원의 좌표를 생각하자(그림 9). 음·양의 과잉 증후로서의 한(寒)·열

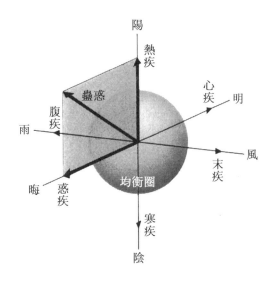

그림 9 육기(六氣)와 육질(六疾)

(熱)의 병, 풍·우의 과잉에서 발병하는 신체 부위 말(末)·복
(腹)의 병, 회·명의 과잉에서 발병하는 심적 현상 심(心)·혹
(惑)의 병, 그리고 고혹의 병은 열질과 혹질의 합병이다. 이 병
인론을 인정한다면 원리적으로는 모든 병을 이 3차원 공간에
벡터로 표시할 수 있을 것이다.

　여기서 기(氣)라는 개념이 등장한다. 중국 의학뿐 아니라 나
아가서 중국의 자연학 전체의 이론적인 기초가 되는 개념이다.
그렇지만 여기서 말하는 기는 후세의 기 병리학과 직접으로는
이어지지는 않는다. 병인으로서의 기 과잉만이 고려되어서, 부
족은 문제되지 않았기 때문이다. 후세의 병리학에서는 기의 과

잉을 의미하는 실(實)과 부족을 의미하는 허(虛)가 항상 반대 개념으로 사용되었고 증상도 실과 허로 나뉘었다. 그중에서도 중시되었던 것은 허로(虛勞)나 간허(肝虛)·신허(腎虛)·비허(脾虛) 등의 말이 보여주는 대로 허(虛)의 병이었다. 뒤에는 그것이 사람들 사이에 허증(虛症) 공포라는 일종의 강박 관념을 심어서 인삼 신앙(人蔘 信仰)부터 약선(藥膳) 애호에 이르는 다양한 자양 강장제에 대한 집착을 낳았다. 오늘날 중국의 〈한방약〉 중에서 최대 생산량을 자랑하는 것은 자양 강장제라 한다.

지금까지 다룬 것이 『좌전』 의학 기사의 거의 전부인데, 여기서 기원전 6세기에 대한 기록들이 만일 사실이 아니라 역사가의 창작이 덧붙여진 것이라 하더라도, 집필 시기인 기원전 4세기 초에는 확실히 중국 의학의 태동이 시작되었음을 알 수 있다. 뒤에 중국 의학에 그대로 이어지는 요소도 일부는 희미하게 나타난다. 중국 의학에 다다르는 데는 아직 거리가 멀다. 그 거리를 최근의 고고학적 성과인 출토 의서를 통해 메움으로써 중국 의학의 고전으로 가는 길을 탐구하도록 하자.

제 4 장 중국 의학의 탄생
—— 출토 의서(出土 醫書)

다수의 출토 의서

1973년 호남성 장사시의 마왕퇴 3호 한묘로부터 다수의 의
서가 출토되었다. 그것은 기원전 186년에 매장된 장사 승상 대
후리창(軑侯利倉)의 아들 무덤이다. 오늘날까지 정리·공표된
의서는 15종이고, 비단에 씌어진 백서(帛書) 외에 죽간과 목간
이 있다.

백서(帛書)　1 『족비십일맥구경(足臂十一脈灸經)』 34행(行)

2 『음양십일맥구경(陰陽十一脈灸經)』 갑본(甲

　　　　　　　本) 37행

　　　3 『맥법(脈法)』 13행

　　　4 『음양맥사후(陰陽脈死候)』 4행

　　　5 『오십이병방(五十二病方)』 목록 16행 본문
　　　　 462행

　　　6 『각곡식기(脚穀食氣)』 9행

　　　7 『음양십일맥구경』 을본(乙本) 18행

　　　8 『도인도(導引圖)』 44행 혹은 표제

　　　9 『양생방(養生方)』 126행

　　　10 『잡료방(雜療方)』 79행

　　　11 『태산서(胎産書)』 34행 혹은 그림 2점

죽간(竹簡)　12 『십문(十問)』 101간(簡)

　　　　　　 12 『합음양(合陰陽)』 32간

　　　　　　 14 『천하지도담(天下至道談)』 56간

목간(木簡)　15 『잡금방(雜禁方)』 11간

　원래의 책에는 제목이 없었고 모두 연구자에 의해 명명되었
다. 행수나 간수로부터 단편이 많은 것을 알 수 있다.

　필사 연대는 서체나 자형으로 보아 1-5가 가장 오래되어 진
대(秦代)에 가까우며, 12-15는 가장 새것이라 매장 연대에 근
접하고, 8-11은 그 중간 근처에 있으며, 나아가 6·7이 12-15에
가깝다고 한다. 어쨌든 기원전 210년과 기원전 190년 사이에
해당하는데, 이것은 사본이 만들어진 연대로서 각 의서의 저작
연대는 어느것이나 필사 연대보다 옛날이다. 전국 시대 후기까

지 거슬러올라간다고 상정해도 지장이 없다.

그후 1983-84년에 마왕퇴 한묘와 거의 동시대의 것인, 호북성 강릉현의 장가산(張家山) 한묘 2기로부터 1천여 매에 이르는 죽간이 출토되었는데, 그 속에 『맥서(脈書)』・『인서(引書)』라는 제목의 두 의서가 있었다. 인(引)이란 도인(導引, 의료 체조)이다. 『맥서』의 구성은 다음과 같다(같은 간[簡]이 두 편 [篇]에 걸쳐 있는 경우 자수가 많은 쪽의 편[篇]에 넣음).

    죽간   16 『병후(病候)』 15간
          17 『음양십일맥구경』 내본(內本) 25간
          18 『음양맥사후』 을본 4간
          19 『육통(六痛)』 3간
          20 『맥법』 을본 8간

마왕퇴 의서에 포함된 3편에 새로이 『병후(病候)』・『육통(六痛)』이라 명명된 2편이 더해졌다. 3편은 기본적으로 마왕퇴 의서와 같지만 『음양맥사후』 말미의 1단(段)과 같이 전혀 다른 문장이 되어 있는 곳도 있다. 이 이동(異同)이나 구성이나 서명은 『맥서』에 명백히 의도적인 편집의 손이 더해졌음을 보여준다.

현존하는 가장 오랜 도서 목록인 『한서(漢書)』「예문지(藝文志)」는 전한(前漢) 말 궁정 도서관의 장서 목록에 기초하고 있는데, 방기략(方技略)의 항에 들어 있는 의서는 의경(醫經)・경방(經方)・방중(房中)・신선(神仙) 네 분야로 분류되어 있다. 의경은 의학 이론과 침구 의학, 경방은 약물 요법을 중심으로 하는 임상 의학, 방중은 성(性)의 기술, 신선은 호흡법·체조·안마·강장제 등을 포함하는 양생 기술을 각각 싣고 있다. 지금 이것에 따라서 마왕퇴·장가산의 출토 의서를 분류해 보자.

의경 1·2(7·17)·3(20)·4(18)
경방 5·11·16·19
방중 10·13·14·15
신선 6·8·9·12

편수를 기준으로 말하면 네 분야 모두를 균등하게 망라하고 있다. 따라서 이 출토 의서들이 목록보다 2세기여 전의 저작이라 해도 당시 의학의 전모를 알아보는 데는 충분하다고 말할 수 있을 것이다.

맥의 사고 방식

2천년 이상에 걸쳐 잠자고 있던 의서의 발견이 나를 놀라게한 점은 구요법 기재는 있지만 침요법에 대한 기재는 없다는 사실이었다. 어차피 의학 전 분야에 걸친 의서가 출토되지는 않았기 때문에, 당연히 기대해도 좋을 침요법에 대한 언급이 하나도 없다는 것은 의문이었다. 왜일까?

마왕퇴 의서가 발견된 때는 침요법에 관한 책이 없었을 뿐이라고 생각한 사람도 종종 있었다. 그러나 장가산 의서가 나타나도 그것에 변화가 없었다. 남겨진 해답은 다만 하나, 출토 의서가 집필된 시대에 아직 침요법이 발명되지 않았거나, 아니면 이미 발명되었다 하더라도 사회에 널리 받아들여져서 유포되지는 않았기 때문일 것이다. 분명 둘 중 어느 한쪽이었을 것이다. 일단 침요법이 아직 출현하지 않았다고 표현하는 쪽으로 하자. 이것은 구요법에 대한 확실한 기재가 전국 시대 중기(기원전 300년 전후)의 『맹자(孟子)』 속에 남겨져 있는 반면, 침요법에 관해서는 전한 초기까지 신빙성 있는 기술이 없었다는 사실과도 일치한다.

그것뿐만이 아니다. 〈구요법과 폄석(砭石)요법으로부터 침요법으로〉라는 전개 과정을 시사하는 내용이 이 의서들에 나타났던 것이다. 이 세 개의 요법을 이제부터는 간단히 구법·폄법·침법이라 쓰겠다.

먼저 『한서』「예문지」의 분류에 따라 의경에 속하는 『십일맥구경』을 다루자.

침구 요법뿐 아니라, 일반적으로 손과 발에 있는 태양(太陽)·양명(陽明)·소양(少陽)·태음(太陰)·소음(少陰)·궐음(厥陰)이라는 삼음삼양(三陰三陽)의 육맥(六脈), 그리고 좌우 합친 십이경맥(十二經脈)도 중국 의학의 진단과 치료의 기초가 되었다. 세로실〔經絲〕이라는 말이 있듯이 경맥(經脈)이란 세로〔縱〕의 맥을 의미하고, 몸을 세로로 달리는 주요한 맥을 가리킨다. 그것에 대해 경맥으로부터 나뉘어 옆으로 나와 있는 지맥을 낙맥(絡脈)이라 하고, 둘을 합쳐서 경락(經絡)이라 칭한다. 경맥 이론에 의하면 각각의 경맥은 여러 가지의 특정 증후 및 병과 결부되어 있어서 어떤 경맥이 〈동(動)하면〉, 즉 박동에 어지러움이 생기면 그 맥에 속하는 증후가 나타나서 병이 발생한다. 그것을 〈맥이 병을 주관한다〉라고 한다. 의사는 맥을 짚어서 어떤 경맥에 어떤 어지러움이 생겼는가를 알고 병을 판단해서 치료를 베푼다. 침구 요법이라면 그 경맥이나 낙맥에 침을 놓거나 뜸을 떠서 맥의 어지러움을 정상으로 되돌린다. 적어도 논리상으로는 그렇게 된다. 실제로는 의사가 맥 외에도 증후를 보아서 종합하여 병을 판단하는데, 그것에 대해서는 임상 의학서를 다룰 때 언급하기로 하자.

「경맥」 편의 원형

한대(漢代)에 완성된 경맥의 체계와 침구 요법의 원칙은 『황제내경』(『영추(靈樞)』)의 「경맥」 편으로 전해 내려왔다. 출토된 『십일맥구경(十一脈灸經)』은 실질적인 「경맥」 편의 원형이었다. 『십일맥구경』에는 손의 궐음맥(厥陰脈)을 뺀 11맥의 경로와 증후와 병, 그리고 그것에 대한 뜸 치료의 원칙이 기재되어 있다. 가장 기재가 간단한 비(臂, 수[手]) 소음맥을 다루어보자. 먼저 『음양십일맥구경』에서는 다음과 같다.

손의 소음맥은 손의 양골(兩骨) 사이로부터 시작해서 하골(下骨, 尺骨)의 윗가장자리[上緣] 및 근육의 밑을 지나서 노(臑, 上脾骨)의 안쪽으로 나온다. 이것이 동하면 심장이 아프고 목이 말라서 마시고 싶어지는 병에 걸린다. 이것을 비궐(臂厥)이라 하고, 이때에는 비소음맥(臂少陰脈)을 주로 치료한다. 이것은 협통(脇痛)의 한 병이다.

『족비십일맥구경(足臂十一脈灸經)』의 표현은 조금 다르다.

　비소음맥은 근육의 아랫가장자리[下緣]를 돌아 팔꿈치[肘] 의 안쪽 아랫가장자리 및 겨드랑이[腋]에 나와 옆구리[脇]에 모인다. 이것의 병은 협통이다. 이 병에 걸렸을 때는 모두 비소 음맥에 뜸을 뜬다.

　이것은 『황제내경』「경맥」편보다 내용은 훨씬 간단하지만 기재의 형식은 거의 같다고 해도 좋다. 더 정확히 말하면 두 개의 『십일맥구경』을 통합한 것 같은 기재의 형식을 「경맥」편 이 취하고 있는 것이다.

　요컨대 『십일맥구경』의 완성 이후에 획득된 경험과 지식과 기술을 집어넣어서 여러 사람이 그것에 가필하고 손의 궐음맥 항을 보충하여, 전체의 분량을 약 3배로 부풀려서 십이경맥의 기술로서 완성시킨 것이 바로 「경맥」편이다. 내가 원형이라고 한 것은 그러한 의미이다.

　『십일맥구경』에는 맥의 경로와 그 병만이 아니라 진단법도 부기되어 있다. 「음양경(陰陽經)」에 나오는 발[足]의 태양·궐 음 두 맥(脈)과, 「족비경(足臂經)」에 나오는 발의 궐음맥 항이 그것이다. 특히 주목되는 것은 「족비경」의 기재이다.

(1) 삼음(三陰)의 병이 들어 어지러우면 10일 이내에 죽는다.

(2) 맥을 짚었을 때 세 사람이 한꺼번에 절구를 찧는 것 같다면 3일 이내에 죽는다. 식사를 하는 시간만큼 동안 맥이 끊기면 3일 이내에 죽는다.

(3) 가슴이 아프고, 나아가서 배가 팽팽해지면 죽는다. 누울 수가 없고, 또 가슴이 아프면 죽는다. 물 같은 설사가 항상 나오면 죽는다.

(4) 삼음의 병은 양(陽)의 병이 병발하면 나을 수 있다. 양의 병은 등에 뜨거운 물을 흘린 것처럼 땀이 나면 죽는다.

(5) 양(陽)의 병은 뼈가 부러지고 근육이 잘려도 음의 병에 걸리지 않으면 죽지 않는다.

(2)는 맥, (3)은 증상에 의한 죽을 병의 진단인데, (1)·(4)·(5)는 삼음삼양 맥의 병이 병발하든지 단발하는 경우에 대해서 생사의 판단 기준을 보여준다.

여기에는 양맥(陽脈)의 병보다도 음맥의 병이 무겁다는 사고방식이 나타나 있다. 그것을 하나의 원칙으로까지 높인 것이 『음양맥사후(陰陽脈死候)』이다. 즉 (1)과 (5)를 추출해서 말한다.

일반적으로 삼양(三陽)은 하늘의 기(氣)이다. 그 병은 뼈가 부러지고 피부가 찢어져도 가사(仮死)할 뿐이다. 일반적으로 삼음은 땅의 기로서 죽음의 맥이다. 음(陰)의 병이 들어서 어지러우면 10일 이내에 죽는다. 삼음은 장(臟, 오장)을 썩게 하고 장(腸)에 염증을 일으켜서 사람의 목숨을 좌우한다.

양맥(陽脈)은 생맥이고, 음맥은 사맥이고, 양병(陽病)은 가볍고, 음병은 무겁다는 이 사고 방식은, 나아가서 병은 양에서 음으로 진행한다는 사고 방식을 이끌어낸다.

『음양맥사후』는 나아가서 오사(五死), 즉 몸의 다섯 가지 부분적인 죽음에 대한 징후를 제시한다.

　일반적으로 죽음의 징후를 보는 데는 다섯 가지의 죽음을 ……. 입술이 마르고 콧구멍이 부어 있을 때는 살이 먼저 죽는다. 잇몸이 여위고 이가 길어질 때는 뼈가 먼저 죽는다. 얼굴이 검고 눈이 둥글고 사시일 때는 기가 먼저 죽는다. 땀이 실을 끌 듯이 나오고 살갗에 붙어서 흐를 때는 피가 먼저 죽는다. 혀가 밑으로 말리고 고환이 쭈그러들어 있을 때는 근육이 먼저 죽는다. 다섯 징후가 모두 있을 때는 살 수 없다.

혈기(血氣)라는 개념은 『좌전』에 나오는데 여기서 말하는 혈(血)과 기(氣)는 곧 성립하는 영기(營氣, 혈액)·위기(衛氣, 혈액 외의 체액)의 상대적 개념에 한걸음 더 나간 곳까지 다가가 있다.

이 오사(五死)를 원형으로 하는 문장이, 앞에서 다룬 『황제내경』「경맥」편 속에 나타난다. 거기서 오사의 원인은 손의 궐음맥을 뺀 오음맥의 기가 끊겼기 때문이라고 여겨진다. 오음의 기가 모두 끊기면 마음이 먼저 죽는다.

　마음이 먼저 죽었을 때는 하루하고 반 정도 지나서 죽어버린다.

「경맥」편은 오늘날의 뇌사와 심장사의 관계를 생각하게 하는 것 같은 말로 끝맺고 있다.

허실(虛實)의 개념

『음양맥사후』는 계속해서 건강법을 설명한다.

대저 흐르는 물이 썩지 않고 호추(戶樞)가 벌레 먹지 않는 것은 그것이 움직이기 때문이다. 움직이면 사지는 실(實)하고 오장은 허(虛)해진다. 오장이 허해지면 신체는 리듬[調子]이 좋다.

그리고 말하기를 〈수레를 타고 고기를 먹는 자〉는 주의하지 않으면 〈맥이 어지러워지고 살이 죽는다〉라고 했다.

이 구절은 곧 진(秦)의 재상 여불위(呂不韋)의 『여씨춘추(呂氏春秋)』 속에서 다음과 같이 전개된다.

흐르는 물이 썩지 않고 호추가 벌레 먹지 않는 것은 움직이기 때문이다. 몸의 기(氣)도 역시 그렇다. 몸이 움직이지 않으면 정(精)은 흐르지 않고, 정이 흐르지 않으면 기가 막힌다. 막힌 기가 머리에 있으면 종(腫)이 되고 풍이 된다. 귀에 있으면……(「季春紀」,〈盡數〉)

이 사상은 멀리 가이바라 에키켄(貝原益軒, 1630-1714)의

62

『양생훈(養生訓)』(1713년)에까지 흘러들어갔다.

　　양생의 기술은 안한무사(安閑無事)에만 전념하지 않는다. 마음을 정(靜)하게 하고 몸을 움직임이는 것이 좋다고 한다. 몸을 안한(安閑)하게 하는 것은 오히려 원기를 정체시키고 막아서 병을 낳는다. 예로서 흐르는 물은 썩지 않고 호추는 벌레 먹지 않는 것과 같다. 그러하니 움직이는 자는 장구(長久)하고 움직이지 않는 자는 오히려 목숨이 짧다. (券 1)

　『음양맥사후』는 맥진(脈診)을 치료법에 적용하는 원칙을 보여주고서 문장을 맺는다.

　　맥이 빨리 뛰고 있을 때는 허하게 하는 치료를 베풀고, 맥이 허해 있을 때는 실하게 하는 치료를 베풀며, 맥이 조용할 때는 치료를 조절한다.

여기에 처음으로 허실의 상대적 개념과, 허이면 실로 하고 실이면 허로 한다는 치료의 원칙이 명확히 표현된 것이다.
　또 하나의 출토 의서 『맥법(脈法)』은 이 원칙에 조금 다른 표현을 주었다.

　　병을 치료할 때는 남아도는 것을 제거하고 모자라는 것을 채운다.

이 말은 『노자(老子)』 제77장의 〈하늘의 도는 남는 것을 줄이고 부족한 것은 보충한다〉에 근거하고 있다. 조금씩 형태가 만들어져 가는 중국 의학의 이론을 사상적으로 이끌어간 것은 도가(道家)의 철학이었다. 『황제내경』은 곧 이 원칙을 허실(虛實)·보사(補瀉)의 개념을 써서 다음과 같이 정식화했다.

실(實)의 상태에 있을 때는 사(瀉)의 치료를 베풀고, 허(虛)의 상태에 있을 때는 보(補)의 치료를 베푼다.

중국 의학을 꿰뚫는 치료의 대원칙이 성립된 것이다.

맥상(脈象)을 진찰한다

『황제내경』에는 맥을 짚는 여러 가지 방법이 씌어져 있다. 그 모두가 중국 의학을 만들어낸 사람들의 시행(試行)의 기록이다. 그 속에 맥상을 짚는 방법이 있다. 맥상(脈象)이란 맥박의 파동 형태나 강약 등으로부터 추출한 맥동의 유형을 말한다. 후에는 손목 요골(橈骨)의 돌기 근처에 세 손가락을 대서 맥을 잡아 맥상을 짚는 것이 가장 일반적인 방법이 되었다.

『맥법』에서는 진맥을 상맥(相脈)이라 부른다.

맥을 보는 방법은 左□□□□을 눌러서 오른손을 발목에 대고 친다.

이 방법은『황제내경』에까지 전해졌다. 그래서 □에 해당하는 글자들도 짐작할 수 있다.

　　왼손으로 【足上】 발목의 5촌(寸) 위를 누르고 오른손(오른발)을 발목에 대고 친다. (『黃帝內經』『素問』중「三部九候論篇」, 【 】 속은 잘못 삽입된 글자)

『맥법』에 의하면 그때의 반응으로부터 다음과 같이 판단한다.

　　다른 맥은 넘치고 있는데 이 맥만이 허해 있을 때는 병을 억제한다. 다른 맥이 활(滑)한데 이 맥만이 衛(?)할 때는 병을 억제한다. 다른 맥이 조용한데 이 맥만 움직일 때는 병이 낫는다.

여기에 한 조씩 대비되어 있는 맥의 상태, 허(虛)-영(盈, 뒤의 실[實]), 활(滑)-衛(뒤의 색[濇]), 동(動)-정(靜, 뒤의 복[伏])이 바로 맥상이다. 명칭의 의미는 어느것이나 맥동의 형태를 시사하고 있으며, 예로서 부드럽게 뛰는 활맥과는 대조적으로 막힌 듯이 뛰는 것이 색맥(濇脈)이다. 사용되는 맥상의 수는 뒤에 14쌍으로 는다. 여기서는 아직 3쌍에 지나지 않는다. 그렇지만 맥상이라는, 맥진법의 기본인 사고 방식 중 하나가 이때 확실히 성립하였던 것이다.

　　그 경우 맥을 잡는 곳은 발의 태음맥 위, 즉 발목 안쪽으로부터 5촌(寸) 위의 박동하는 부위이다. 그 밖에도 맥을 잡는 장소가 셋 있다.

대저 맥에는 원래부터 박동하는 장소가 있다. 즉 다리의 소음맥, 팔의 거음맥(鉅陰脈)과 소음맥이 있다. 이곳은 박동하는 것이 역할이며 박동이 빠를 때는 병이 생긴다. 이것들이 병환이 있는지 없는지를 논하는 근거가 되는 맥이며, 그 다음은 각각의 맥에 따른 병환을 주의 깊게 살펴야 한다.

『맥법』의 상맥법(相脈法)은 손·발 각각 2곳의 박동하는 부위의 맥상을 보아서 병의 유무를 판단하는 방법이다. 이것은 후에 머리·손·발 3부위의 각 3개소, 합해서 9개소의 박동하는 장소(구후〔九候〕)에서 맥을 잡는 방법으로 발전한다(표 1). 『황제내경』의 맥진법 중에서도 눈에 띄는 위치를 차지하는 삼부구후법(三部九候法)의 원형이 바로 『맥법』의 상맥법이었던 것이다.

표 1 상맥법과 삼부구후법

三部	九候	진맥 부위	진단 대상	상맥법의 진맥 부위
上	天	兩額의 動脈	頭角의 氣	·
	地	兩頰의 動脈	口齒의 氣	
	人	耳前의 動脈	耳目의 氣	
中	天	手太陰(의 動脈)	肺	腎太陰의 動者
	地	手陽明(의 動脈)	胸中의 氣	
	人	手少陰(의 動脈)	心	腎少陰의 動者
下	天	足厥陰(의 動脈)	肝	肝少陰의 動者 *
	地	足少陰(의 動脈)	腎	
	人	足太陰(의 動脈)	脾臟과 胃(脾胃)	

* 足太陰의 안쪽 복사뼈 위 5寸.

※ 동맥(動脈)·동자(動者)는 맥의 박동하는 장소를 가리킴.

구법(灸法)과 폄법(砭法)

『맥법』에 기술되어 있는 치료법, 즉 구법과 폄법은 침법의 기원 문제에 대한 해결 방향을 시사하고 있다는 의미에서 극히 중요하다.

기가 오른 채로 내리지 않을 때는 바로 환(環)에 뜸을 뜬다. 병이 깊을 때는 환(環)보다 2촌 높은 곳에도 뜸을 뜬다.

환(環)이 어디를 가리키는지는 잘 알 수 없다.

기가 올랐다 내렸다 한다면 바로 무릎 뒤와 팔꿈치의 맥이 있는 곳에 폄(砭)을 넣는다. 폄을 사용해서 맥을 열[啓] 때는 반드시 정해진 대로 한다.

증상에 따라서 뜸과 폄석을 이용한 계맥(啓脈, 사혈[瀉血])을 따로 사용했던 것이다.

폄석은 사혈만이 아니라 화농(化膿)이 생긴 종기의 절개와 고름 짜내는 데도 쓴다.

옹종(癰腫)에 고름이 있으면 그 크기를 재서 폄을 넣는다.

그리고 『맥법』은 〈폄에는 네 가지의 해(害)가 있다〉고 한다 (표 2a). 예로서 고름이 크고 폄이 작으면 고름이 다 나오지 않

표 2 『맥법』과 『황제내경』

a. 『맥법』

구분	一害	二害	三害	四害
농(膿)	심(深)	천(淺)	대(大)	소(小)
폄(砭)	천(淺)	심(深)	소(小)	대(大)

b. 『관침(官鍼)』

구분	一害	二害	三害	四害
병(病)	대(大)	소(小)	천(淺)	심(深)
침(鍼)	소(小)	대(大)	심(深)	천(淺)

으며, 고름이 작고 폄이 크면 건강한 살마저 상처를 입는다.

『황제내경』(『靈樞』 중 「官鍼」)에 『맥법』의 이 한 구절을 원형으로 하는 문장이 있다. 그런데 거기서는 고름이 병으로, 폄이 침으로 치환되어 있고, 4가지 해(害)의 자리도 바뀌어 있다. 예를 들면 병이 얕고 침이 깊으면 내부에서 건강한 살에 상처를 입히고, 병이 깊고 침이 얕으면 병의 기(氣)는 빼낼 수 없다고 되어 있다(표 2b). 폄법의 원칙이 침법의 원칙으로 바뀌어 있는 것이다. 이로부터 우리는 침법이 폄법에서 발전해 왔다는 것, 자법용(刺法用) 침은 폄석 즉 사혈·절개용 메스에서 진화한 것, 좀더 정확히 말하면 침은 폄석에서 아이디어를 얻어 발명되었음을 높은 개연성을 가지고 추론할 수 있다. 사실 구침(九鍼, 9종류의 침) 속에는 사혈·절개에 쓰이는 것이 포함되어 있고, 그것들은 폄석의 원형을 취하고 있다고 생각할 수 있다.

『맥법』은 마지막으로 다음과 같은 치병의 원칙을 보여주면서 끝난다.

병을 치료하는 방법은 먼저 발병한 것을 보고 치료한다. 여러 맥〔數脈〕이 함께 발병한 때는 그중 심한 것을 택해서 먼저 치료한다.

침 치료로의 과정

『한서』「예문지」에서 말하는 경방(經方) 분야로 옮기자. 장가산 출토 의서 중 『병후(病候)』는 발생하는 신체 부위와 증후에 따른 약 70종의 병에 대한 정의 또는 설명이다. 그 병명이 반드시 일치하지는 않지만, 마왕퇴 출토 의서 중 『오십이병방(五十二病方)』에는 오늘날로 말하자면 내과·정신과·피부과·외과·부인과·소아과에 이르는 52종의 병에 대한 처방과 치료법이 들어 있다. 백서(帛書)의 접힌 1항이 파손되어 있어 잔존하는 것은 47병(病)에 약 290방(方)이고, 그중에는 결자가 많고 내용을 알 수 없는 처방이 약 40방 있다. 대략 250방의 60%는 약의 내복과 외용(外用)이다. 한두 예를 보자.

혈뇨(血尿)에는 모형(牡荊)을 끓여 따뜻하게 해서 그것을 세 번 마신다. (「血癃」)
새 머리〔鳥頭〕를 잘게 부수고 양(羊)의 지방(脂肪)을 구워서, 그것을 적당히 섞어 뜨겁게 하여 붙인다. (「痂」)

융(癃)은 임(淋), 가(痂)는 피부병의 일종이다. 이 무렵에는 달인〔煎〕 약이라 할 수 있는 것이 거의 없었는데, 전자(前者)는 그 기원을 보여주는 희귀한 예다. 현재도 사용되고 있는 약 250종의 약물을 본 장에서 분류하여 〈표 3〉에 실었다.

약물은 아직 단용(單用)되고 있는 경우가 많지만 후세와 같이 배합약으로 향하는 움직임이 이미 나타났다. 그 수는 적지만 다음과 같은 예가 있다.

백렴(白薟) · 황기(黃耆) · 작약(芍藥) · 계(桂) · 강(薑) · 초(椒) · 채유(菜萸) 등 7종 약물을 잘게 부순다. 뼈의 저병(疽病)에는 백렴(白薟)을 2배로 하고, (살[肉])의 저병에는 황기를 (2배로 하고), 팔[臂]의 저병에는 작약을 2배로 하며, 그 외는 각각 1의 비율로 한다. 함께해서 세 손가락에 많은 듯하게 집어서 잔에 부은 술 속에 넣어 하루에 5, 6회 마신다. (「疽病」)

표 3 『오십이병방』의 약물

식물			
	풀	51	
	나무	29	115
	그 외	35	
동물			
	동물	23	
	곤충	16	48
	그 외	9	
광물		21	
기물(器物) · 인공물		30	
인체와 연관된 물질		9	
총칭		10	
미상[不詳]		14	
합계		247	

저(疽)는 악성 종양이다. 그 밖에 세척(洗滌)·훈증(薫蒸)·엄법(罨法)·절제(切除)·구(灸)·폄(砭) 등 여러 치료법이 포함되어 있다.

소석(消石)을 온탕(溫湯) 속에 넣어, 그것으로 옹(癰, 종기)을 씻는다. (「諸傷」)

추죽(秋竹)을 취해 그것을 끓여서 탕기(湯氣)로 화상 부위를 훈증(薫蒸)하면 낫는다. (「爛者方」)

먼저 모치(牡痔)를 잘라낸다. 잘라낼 수 없다면…… 작은 타원형의 돌을 구워서 초에 넣은 후에 그것을 눌러댄다. (「牡痔」)

엄법(罨法)에 사용하는 이 같은 돌은 폄석이 아니라 그냥 돌이라 불렀다.

탈장(脫腸)에 대한 다음의 치료법은 일련의 조작 중에서 폄(砭)과 구(灸)를 쓰고 있으며, 침법의 기원에 대한 구체적인 시사를 주고 있다.

탈장은 먼저 고환을 눌러 올리고 음낭의 가죽을 끌어올려서 폄으로 그【수하(垂下)한 부분의】가까이에 구멍을 뚫고, □즙(汁)과 고(膏)□를 □, 독한【술(酒)】을 충분히 뿌린다. 또 그 상(傷)□에 뜸을 뜨고(1), 바람을 쐬지 않도록 하면 낫기 쉽다. 그렇게 해놓고 그 태음과 태양□□에 뜸을 뜬다(2). (「癩」, 【 】속은 문맥에 맞게 보충한 것임)

후세의 퇴(癩, 서혜부 헤르니아)의 치료에는 하복부나 다리 등의 급소에 뜸을 뜨는 것이 보통이며, (2)를 계승하고 있다. (1)과 같은 치료법은 후세에 예가 없다. 나는 (1)의 조작 전체를 주술 요법이라 생각하고 있는데, 폄을 이용한 구멍과 구멍 위의 뜸이라는 연결에는 침 치료를 향한 하나의 과정이 보인다. 이제 〈그 태음(泰〔太〕陰)·태양(泰陽)□□에 뜸 뜬다〉의 □□는 아마도 〈동자(動者)〉, 즉 박동하는 장소일 것이다.

『오십이병방』에 대해 주의해야 할 것은 첫째, 기술은 모두 대증 요법으로서 증상의 간단한 기재는 별도로 하고 치료의 원칙이나 이론은 일체 보이지 않는다는 점이다. 둘째, 주술 요법은 모든 처방의 약 17%를 차지하는데, 적용되는 병은 극히 제한되어 있다. 그것은 퇴질(癩疾)처럼 정신에 연관된 병, 사마귀나 탈장같이 적절한 치료법이 없는 병, 칠부(漆負)나 벌레에 물린 것 같은 우발적인 병 등 세 영역에 불과하다. 요컨대 고칠 수 없는 병과 기왕증 외에는 이미 주술을 필요로 하지 않았던 것이다.

마찬가지로 경방에 들어가는 『태산서(胎産書)』도 한편으로 놀랄 만한 발견의 하나였다. 수(隋) 소원방(巢元方)의 『제병원후론(諸病源候論)』(610년)과, 당(唐) 손사막(孫思邈)의 『천금요방(千金要方)』(7세기 중엽)에 태아의 성장 과정에 대한 기술이 있었다. 하지만 그것은 사실 『태산서』의 문장을 어느 정도 손질한 것이나 다름없다. 약 900년의 세월을 넘어서 『태산서』는 수·당대의 의서 속에서 다시 태어났다.

양생술(養生術)

『한서』「예문지」가 말하는 방중(房中)·신선(神仙)은 하나로 해서 양생(養生)이라 부를 수 있다. 중국 의학 이론의 기초가 되는 기(氣) 개념은 의경(醫經) 책들에서 이용했지만, 특히 그것을 구사하고 있는 것은 양생에 관한 책들이었다. 호흡법을 논한 『십문(十問)』은 황제(黃帝)와 천사(天師)의 다음 문답에서 시작된다.

황제 만물은 무엇을 얻어서 변화하고, 초목은 무엇을 얻어서 생장하며, 일월은 무엇을 얻어서 밝게 빛나는가.

천사 황제여. 천지의 상태를 관찰하건데, 음양(陰陽) 두 기(氣)가 요점입니다. 만물은 그것을 잃으면 멸절되고 그것을 얻으면 성하게 됩니다. 거기서 음기를 섭취하고 양기를 함양해서 신명(神明)의 활동을 유지해 갑니다.

여기서 숨쉬고 있는 것은 〈사람의 생(生)이란 기(氣)의 모임인 것이다. 모이면 바로 생(生)이 되고 흩어지면 바로 죽음이 된다〉(『壯子』「知北遊篇」)라는 도가의 생명관이다. 도가의 기 사상은 양생의 도수로(導水路)를 지나서 의학으로 흘러들어갔다. 「양생제편(養生諸篇)」은 그것을 말하고 있다.

호흡을 통해서 기를 섭취하려고 하는 『십문』이나 『각곡식기(却穀食氣)』와 달리, 『양생방(養生方)』이나 『잡료법(雜療法)』은 자양 강장제를 통해 기를 보충하려 하고, 『도인도(導引圖)』는 체조를 통해 몸의 기를 강하게 하려 한다. 기 이론으로부터 말하자면 산다는 것은 기를 소모하는 것이다. 장생을 위해서는 될 수 있는 대로 몸에 마련된 기를 잃지 않도록 해야 한다. 기를 강하게 해서 소모를 막고, 잃어버린 기를 밖으로부터 보충하는 것이 바로 양생의 기술이다.

기를 잃지 않기 위한 노력이나 기를 잃는 것에 대한 공포는 한편으로 극단적인 성(性)의 기술인 방중(房中)을 낳았다. 방중술이란 한마디로 말하면 성을 향락하면서도 정기를 소모하지 않기 위해서 연마된 기술이다. 『합음양(合陰陽)』과 『천하지도담(天下至道談)』, 거기에 『잡료방』·『잡금방(雜禁方)』은 단바노 요리야스〔丹波賴康〕의 『의심방(醫心方)』「방내편」(984년)의 먼 원류였다. 중국의 의서에서는 『천금요방(千金要方)』 등에 간략히 씌어 있는데, 양생 속에서 차지하는 방중의 비중은 적었다. 그리고 당대(唐代)부터 송대(宋代)에 걸쳐 양생술 속에 배태되었던 노인 의학이 독립된 영역으로 성장했던 것이다.

마왕퇴·장가산 한묘의 출토 의서는 전국 시대 후기인 기원전 3세기 중엽에 중국 의학의 원형이 태어나 있었음을 처음으로 입증했다. 약물 요법을 중심으로 하는 임상 의학은 아직 대증 요법의 단계에 머물러 있었지만, 구법과 폄법 그리고 양생 영역에서는 진단과 치료 원칙의 탐구나 이론적인 기초 다지기를 위한 노력이 시작되고 있었다. 구법이 낳은 맥(脈)의 방법과 이론, 폄법이 만들어낸 사혈·절개의 도구와 방법, 그리고 이둘을 계승하고 통합해서 침요법 기술이 출현한 날이 눈앞에 다가와 있었다. 중국 의학은 침법의 출현과 함께 폭발적인 발전을 보이게 되었다. 그때는 바야흐로 전국(戰國)에서 진(秦)의 통일 국가로 이행하는 시기였다.

제 5 장 임상의(臨床醫)의 정신
—— 『사기(史記)』 「편작창공렬전(扁鵲倉公列傳)」

편력의(遍歷醫)와 정주의(定住醫)

전한(前漢)의 역사가 사마천(기원전 145년?-기원전 86년?)이 저술한, 역대 왕조 정사의 최초를 장식하는 『사기(史記)』에는 두 의자(醫者)의 전기가 들어 있다. 즉 편작(扁鵲)과 창공(倉公)이다.

편작은 후세에 신의(神醫)라고 칭송된 전설의 명의였다. 전설이라 말하는 것은, 첫째로 『사기』와 그 외 역사서의 기술에 따르면 편작이 기원전 8세기 말부터 기원전 4세기 말까지 약 400년간 살았다고 하기 때문이며, 둘째로 편작의 의학에 대한 구체적인 것은 거의 모르기 때문이다. 그것에 반해, 창공은 문제(文帝, 재위 기간 기원전 280년-기원전 157년) 시대에 활약한 사람으로, 그에 대한 전기의 기술은 대부분 그의 진료 카르테에 근거하고 있다. 여기서는 주로 「창공전」에 의거하여 전한 전기의 의학 양상을 엿보기로 하자.

의학의 존재 양식은 시대와 사회에 의해 깊이 규정되어 왔다. 중국 의학은 원래 어떤 의사들이 어떤 사람들을 치료하려고 해서 태어난 의학일까.

춘추(春秋)부터 전국(戰國)에 걸쳐 해체되어 가는 주대(周代)의 봉건 제도 속에서, 사(士)라 불린 새로운 계급이 발생하여 형성기 관료제 국가의 담당자로서 성장해 갔다. 그 계급의 지적 지도자 겸 스승으로서 등장한 이들이 제자백가(諸子百家)라 불린 사상가들이다. 그들은 많은 제자를 교육하였고, 여러 나라를 편력하여 제후에게 정치를 설파하고 제자들을 관료로 배출했다. 제자백가란, 요컨대 편력하는 사상가·지식인·기술자 집단이었다.

사(士)는 드디어 진한(秦漢) 제국의 관료 계급을 구성하게 되었는데, 초기에는 다양한 계급 출신의 다양한 직업의 사람들을 포함하였다. 출신이나 혈통에 따르지 않고 개인의 두뇌와 기량에 따라 사회적 지위를 얻으려 하는 변혁기의 인간상, 그것이 사(士)였다.

사(士)의 말단에는 의사도 있었다. 그의 환자는 제후와 사(士)의 계급에 속하는, 군자(君子)라 불린 사람들이다. 장가산 출토 의서 중 『맥서(脈書)』는 환자 중에 비만과 운동 부족인 경향의 사람들이 있었음을 다음과 같이 말한다.

　수레를 타고 다니며 고기를 먹는 사람은……맥이 어지러워지
고 살이 죽는다.
　군자가 지나치게 살쪄서 전혀 근골(筋骨)이 없는 것도 그것
을 말한다.

　중국 의학은 사회의 상류 계급을 환자로 하는 의사들에 의해
태어난 것이었다.
　말할 것도 없이 의사의 계급에도 큰 차이가 있었다. 후세의
중국으로 말하자면, 최상층에는 유의(儒醫)라 불린 지식인이
있었고 최하층에는 영의(鈴醫)라 불린, 방울이 달린 지팡이를
들고 약상자를 등에 지고서 촌이나 거리를 순회하는 의사가 있
었다. 역사는 상층의 의사만 기록해 놓았지만, 춘추전국 시대에
도 의사에 계급 차이가 있었을 것이다.
　그 무렵 상류층의 의사에게는 사회적으로 다른 두 가지 존재
형태가 있었다고 나는 생각한다. 한편에는 제자백가와 동일하
게 집단으로 제국을 편력하며 제후나 유력한 사(士)에게 객(客)
으로 비호받은 〈편력의〉가 있었다. 다른 한편에는 도시에 살면
서 개업하여 종종 굉장한 일가를 이룬 〈정주의〉가 있었다. 편
작은 춘추전국 시대의 편력의를 상징하는 존재이고, 창공은 아
마 편력의의 마지막에 속하는 세대였을 것이다.

육불치(六不治)

사마천에 의하면 편작은 발해군(하북성) 사람으로 본명을 진월인(秦越人)이라 했다. 젊었을 무렵 어느 유력자의 객사(客舍) 사감을 하고 있었는데, 때때로 찾아오는 객(客) 중 장상군(長桑君)이 있었다. 편작은 그를 범인(凡人)이 아니라고 보아 언제나 정중히 대접했다. 장상군도 편작을 보통 사람이 아니라고 지켜보았다. 십수 년이 지난 어느 날 장상군은 몰래 편작을 방에 불러 말했다.

　내게는 비전(秘傳)의 의술이 있네. 이제 내 나이도 있으므로 자네에게 전하고 싶은데, 자네는 다른 사람에게 누설해서는 안 되네.

장상군은 편작이 동의하자 품속의 약을 건네주면서 〈이것을 상지(上池)의 물[露]과 함께 마시면 30일로 이치를 알게 될 것이네〉라고 말하고, 금방(禁方)의 의서(醫書)를 건네 후 홀연히 사라졌다. 편작이 장상군의 말대로 하니까 담 너머에 있는 사람이 비쳐 보였다. 환자를 보면 내장에 생긴 병환의 덩어리가 훤히 보였다. 그러나 다른 사람들에게는 맥을 짚어 아는 것이라고 말하고 다녔다.

주술을 통해 투시력, 즉 오늘날로 말하자면 X선이나 MRI의 능력을 갖춘 편작도 그것을 전수한 장상군과 함께 주술사였다. 그리고 스승과 마찬가지로 편작도 편력의 여행을 떠났다. 제국(齊國)에서 조국(趙國)으로 가서, 거기서 편작이라 개명했다.

이름뿐 아니라 토지의 풍속에 맞추어 전문도 바꾸었다. 감단(邯鄲)에서는 대하의(帶下醫, 부인병 의사), 낙양에서는 이목비의(耳目痺醫, 노인병 의사), 진국(秦國)에서는 소아의(小兒醫)가 되었다. 그리고 마지막으로는 그의 기술을 시기한 진(秦)의 태의령(太醫令, 정부 의료 부문의 장)에 의해 암살되었다.

사마천은 일관해서 편작의 뛰어난 진단 능력과 방법을 강조하면서, 오늘날의 맥진법은 편작에서 유래했다는 말로 「편작전」을 맺는다. 그의 치료법은 시궐(尸厥, 정신이 아찔하여 갑자기 쓰러져 인사불성이 되는 위급한 증상 —— 옮긴이) 병에 걸려서 가사 상태가 된 괵국(虢國)의 태자를 소생시킨 일화 속에서 조금 언급되고 있다. 편작은 침법으로 의식을 되돌려 놓고 엄법(罨法, 염증 또는 충혈 부위를 덥게 찜질하거나 차게 식히는 방법 —— 옮긴이)과 달인 약으로 회복시켰다고 한다.

편작이 서술한 시궐의 병리 설명은 사용되고 있는 용어의 의미를 알 수 없고 내용을 이해할 수 없기 때문에 여기에 소개할 수는 없지만, 그 정밀한 논법, 혹은 침법이나 달인 약을 이용한 치료는 편작 시대에 도저히 기대할 수 없는 것이었다. 편작은 그 이름이 처음으로 언급된 전국 후기의 저작 『한비자(韓非子)』(기원전 3세기 중엽)나 거의 동시대의 『전국책(戰國策)』에서, 화농성(化膿性) 악성 종양을 폄석을 이용하여 절개하는 외과의 명수로 묘사되었다. 그럼으로써 처음으로 한 시대의 의학과 편작상(篇鵲像)이 겹쳐서 만났다. 「편작전」에 묘사되고 있는 것은 주술의의 흔적을 지니고 있기 때문에, 이것은 어디까지나 사마천에 의해 조형된 편작상으로서, 그 의학은 사마천과 동시대 의학에 의해 윤색된 것이다.

그중 중요한 것은 괴국 태자 이야기 끝에 삽입되어 있는 〈육불치(六不治)〉, 즉 의사가 고칠 수 없는 여섯 사례에 대한 문장이다.

사람이 병에 걸리는 경우, 병의 종류는 많지만 의사의 병(결점)을 말하자면 병을 고치는 방법이 적다는 것이다. 여기에 고칠 수 없는 여섯 사례가 있다.

제1불치 오만하여 힘줄을 세우며 사물을 생각하려 하지 않는 경우

제2불치 신체를 경멸하고 재화를 중시하는 경우

제3불치 의복과 식사를 적당히 조절할 수 없는 경우

제4불치 음기와 양기가 하나로 되고 오장의 기가 불안정한 경우

제5불치 몸이 약해서 약을 복용할 수 없는 경우

제6불치 샤머니즘〔巫〕을 믿어서 의사를 믿지 않는 경우

육불치는 보통 편작의 설이라 이해되고 있다. 그러나 「편작전」의 토대가 된 『한시외전(韓詩外傳)』(기원전 2세기 중엽) 괴국 태자의 설에는 없다. 그것은 전한 중엽까지의 의사들이 만들어낸 격률(格率)임에 틀림없으며, 사마천은 그것을 채록했던 것이다. 육불치에는 전한 전반기에 있어서 의학의 시대정신이라고도 할 수 있는 것이 표명되고 있다. 그리고 그 시대를 대표하는 명의가 태창공(太倉公) 순우의(淳于意, 기원전 216년-?)였다.

두 가지 조건

순우의는 제(齊)의 임치(臨菑, 산동성) 사람으로, 제국(齊國)의 태창장(太倉長, 곡물 창고 관리장)을 역임한 적이 있어서 태창공이라 불렸다. 젊은 시절부터 의술을 좋아해서 국내를 여행하여 여러 스승에게서 배웠는데, 그의 의학을 결정적으로 방향 지은 것은 동군(同郡)의 양경(陽慶)이다. 양경은 황제와 편작의 맥서(脈書)를 전수하였고, 얼굴과 맥의 색(色)을 보는 색진(色診)을 포함한 진단법에 뛰어났으며, 또 약론(藥論)에도 밝았던 일흔이 넘은 부유한 노의(老醫)였다. 기원전 180년에 순우의는 양경에게 사사하여 그의 훈도(薰陶)를 받았다. 스승은 제자에게 그때까지 배운 의술을 남김없이 방기(放棄)하도록 이르고, 대신에 가지고 있는 모든 금방서(禁方書, 비전의 의서)를 주었다. 그것은 『맥서상하경(脈書上下經)』, 『오색진(五色診)』, 『기해술(奇咳術)』, 『규도(揆道)』, 『음양외변(陰陽外變)』, 『약론(藥論)』, 『석신(石神)』, 『접음양금서(接陰陽禁書)』라는 여덟 의서였다. 황제와 편작의 맥서라는 것은 『맥서상하경』을 말하는 것일 게다.

순우의에게 비전의 의서를 전수하는 데 있어서 양경은 두 가지 조건을 붙였다. 하나는 전수되었다는 것을 다른 사람에게 알리지 않는 조건이었다. 이것은 자신의 깊은 뜻을 단 한 사람의 제자에게만 전한다는 사수(師授)의 형식이 아직 살아 있었음을 보여준다. 하지만 이것은 『황제내경』 같은 저작이 탄생하기 위해서는 타파되지 않으면 안 되었던 관습이라 하겠다. 사실 순우의는 자신의 의술을 방기함으로써 제자들에게 전혀 새로운 의학 교육을 베푼 것이다.

또 하나의 조건은 그때까지 습득한 의술을 전부 잊어버리라는 것이었다. 이것은 양경의 의술이 전혀 새로운 것이며 또한 그것을 아는 의자(醫者)는 극히 한정되어 있었음을 보여준다. 뿐만 아니라 순우의에게 전수한 의서 중 앞의 4종은 유사한 제목의 의서가 『황제내경』의 초기에 씌어진 모든 편〔諸篇〕에 언급되고 있다. 즉 『맥경상하편(脈經上下篇)』, 『오색(五色)』, 『기항(奇恒)』, 『규도(揆道)』라 불린 책들이 그렇다. 이것들은 아마 양경이 전한 것과 같은 책이거나, 아니면 그것에다 후세 의자들이 가감을 하여 손본 것일 게다. 『황제내경』은 긴 세월에 걸쳐 많은 저자에 의해 씌어진 문장을 모은 일종의 논집이다. 내 생각으로는 그 저자들의 최초 세대가 배운 의서 중에는 순우의가 전수받은 것과 거의 같은 책도 포함되어 있었을 것이다. 양경은 새로운 의학을 몸에 익힌 선구적인 세대 중 한 사람이었다. 그때 시작된 의학적 혁신의 과정과 성과는 곧 『황제내경』에서 결정을 맺었다.

양경의 의서 8종 중 앞의 4종은 맥진과 색진에 관한 책이다. 『음양외변』은 책이름에서 추측하건대 병리학 책일 것이다. 마찬가지로 『석신』은 광물 약서, 『접음양금서』는 방중서였을 것이다. 순우의는 수강을 시작하여 이해하는 데 약 1년, 임상 실습에 1년, 정통할 때까지 다시 약 1년, 그렇게 도합 3년간의 수업을 양경 밑에서 받았다.

순우의는 치료에도 뛰어난 수완을 보였는데, 집에는 있지 않고 제후에게 편력했다. 물론 막대한 보수나 시의(侍醫)의 자리를 노려 그러했음에 틀림없다. 그는 마음이 그쪽에 기울어 있었기 때문에 쉽게는 치료에 응하지 않아서 환자들로부터 미움을 사는 일도 많았다.

문제(文帝) 13년(기원전 167년), 순우의는 고소를 당해 붙잡혀서 장안으로 연행된 후 이른바 육형(肉刑, 입묵[入墨]·비살[鼻殺]·촉참[足斬]·거세[去勢] 등)에 처해지게 되었다. 그때 장안까지 동행한 막내딸이 상소해서 〈첩이 관비가 되어 아버지의 형죄를 면하게[贖] 하고 싶다〉라고 탄원하였다. 문제는 그 뜻을 가엾게 여겨 궁형(宮刑, 거세)을 제외한 육형을 취소했다. 용서받고 고향에 돌아간 순우의에게, 그 스승과 제자에 대한 그리고 그 의술의 장점과 진료 실적에 대한 하문(下問)이 있었다. 『사기』「창공전」은 그것에 답한 상소문에 기초해서 씌어졌다. 따라서 그것은 기원전 2세기 170~160년대 의학의 상황을, 비록 뛰어난 한 국면에 대해서지만, 꽤 정확히 전하고 있다고 볼 수 있다.

맥진(脈診)의 전개

순우의는 진료 카르테 『진적(診籍)』을 마련했다. 카르테에 기록된 보고는 25건[例]이다. 그는 통계 결과를 7개의 표(표 4)로 정리해 놓았다. 환자는 왕후와 그 주변 사람들과 관료 계급이다. 중국 의학은 전통적인 구분에 따라 내과와 외과로 구분

표 4 순우의의 진료 통계 자료

환자

신분

왕, 왕족	7
관료	12
왕의 시자(侍者)	3
불명(서민?)	3

성별

남	17
여	8

질병별 분류〔病氣〕

내과(중독 2 포함)	20
외과(충치 1 포함)	2
부인과	2
소아과	1

병명

『황제내경』과 일치 (거의 일치 3 포함)	12
『황제내경』과 부분 일치	2
『황제내경』에 없음	11

진단

맥진	22
색진	2
불명	1

진단 결과

생	14
사	11

진단 전거(典據)

『맥법』	6
『맥법』기해(奇咳)	1
『진맥법』	1
『진법』	1
『치법』	1
『편작』	1
『유(論)』	1
『사언(師言)』	2
합계	**14**

치료법

탕제

화제탕(火齊湯)	3
액탕화제	1
화제미즙	1
화제죽	1
하기탕	1
고삼탕	1
유탕	1

가루약

난갈약(莨碯藥)	1
완초(莞草)	1

환약

환약	1

침구

침	2
구	1

기타

훈증(燻蒸)	1
냉각(頭)	1

합계	**17**
화제탕＋뜸	1
화제죽＋알약	1
냉각＋침	1

할 때 압도적으로 내과가 많다. 병명은 『황제내경』과 일치하는 것이 그렇지 않은 것보다 조금 많다.

색진 2건이 있었던 것으로 보아 진단은 오로지 진맥에 의존했으며, 맥진을 중히 여기는 경향이 극명하게 눈에 띈다. 그것은 맥상(脈象)을 통한 진단이 새로운 기술이고, 신뢰성이 극히 높은 의술로 여겨졌음을 말한다. 진단의 전거로서 순우의는 몇 종의 책을 들고 있는데, 그중 여섯 번 인용한 『맥법』은 주목할 가치가 있다. 그 진료 중 3건이 삼국 시대 위(魏)의 왕숙화(王叔和, 180년경-260년)가 쓴 『맥경(脈經)』 속에 거의 같은 문장으로 나타나기 때문이다. 다음의 장(長)·현(弦)·대(代)·대(大)·견(堅)·긴(緊)은 모두 맥상을 나타내는 용어이다.

(1) 『맥법』에 이르기를 〈맥이 장(長)이고 거기에 현(弦)이며, 사계절을 통해 대(代)가 나타나지 않는 경우 그 병은 주로 간(肝)에 있다〉라고 했다.
『맥경』(권2)에는 〈맥이 장(長)이고 거기에 현(弦)이면 병은 간에 있다〉라고 전한다.

(2) 『맥법』에 이르기를 〈열병에 걸려서 양기와 음기가 혼합된 증상을 보이는 경우는 죽는다〉라고 했다.
『맥경』(권7)에 같은 문장이 있다.

(3) 『맥법』에 이르기를 〈(손가락으로) 맥을 가라앉혀서 대(大)와 함께 견(堅), 그리고 맥(脈)을 띄워서 대(大)와 함께 견(堅)이면 병은 콩팥[腎]에 있다〉라고 했다.
『맥경』(권1)은 〈맥이 대(大)와 함께 견(堅)이면 병은 콩팥[腎]에 있다〉라고 했다.

(2)는 약간 다른 표현이지만 『황제내경』(『素問』 중 「評熱病論篇」)에도 보인다. 이것은 순우의의 의학을 후세로 잇는 연속선이다. 그러나 거기에는 불연속선도 있다.

순우의는 의사의 격률(格率)에 따를 때 죽는다고 판단한 환자에게는 치료를 베풀지 않았다. 나머지 14명의 환자에 대한 치료법 중 물약의 투여는 전체의 반인 9건이다. 화제(火齊)란 열을 가해서 발효시키는 제법으로서, 처음 넷은 약물을 가해서 곡물을 발효시킨 것일 게다. 그리고 확실히 달인 약이라 할 수 있는 것이 등장하는데, 이것은 겨우 3건으로 물약의 3분의 1을 점하는 데 그쳤다. 출토 의서인 『오십이병방(五十二病方)』에 많았던 가루약을 술에 넣어 마시는 주음(酒飮)은 화제(火齊)가 대치하고 있지만, 알코올성의 마실 것을 사용하는 경향은 아직도 계속되고 있다. 침과 뜸은 각 2건으로 적으며, 적용증(適用症)은 제한되어 있다.

여기서 중요한 것은 침구 요법과 함께 발전해온 맥진이 그로부터 독립하여 약물 요법과의 결부를 강화한 것이다. 언젠가 그 선상에『상한잡병론(傷寒雜病論)』이 모습을 나타낼 것임을 추측할 수 있다. 뿐만 아니라 맥진을 중시해서 투약을 주로 하고 보조적으로 침구와 그 밖의 요법을 합쳐서 쓰는 순우의의 의학은 확실히 중국 의학의 방향을 선도하고 있었다 말할 수 있다.

순우의는 6인의 제자를 가르쳤다. 그는 자신이 교육받은 것처럼 단 한 사람의 제자에게 모든 것을 전수하지 않았다. 그는 제자들의 필요성이나 적성에 따라 종합 진단법이나 맥진법 또는 그 둘 모두를, 혹은 맥진·병리학·침법·폄구법(砭灸法) 등을 짧게는 1년, 길어야 2년에 전문적으로 교수한 것이다. 이것은 실로 의학 교육의 혁신이었으며, 이같이 열린 교육이야말로『황제내경』과 같은 책이 성립하기 위해 없어서는 안 되는 전제 조건이었다.

제 6 장 중국 의학의 성립
——『황제내경』

중국 의학의 최고 고전

전한의 성제(成帝, 재위 기간 기원전 33년-기원전 7년)는 궁정 도서관의 충실을 기함과 함께 유향(劉向, 기원전 77년-기원전 6년) 등에게 명해서 장서를 교정시키고 해제 목록을 만들게 했다. 의서를 담당한 사람은 시의인 이주국(李柱國)이다. 유향이 죽은 후에 아들 유흠(劉歆, 기원전 32년?-23년)이 그 일을 이어받았고, 애제(哀帝, 재임 기간 기원전 7년-기원전 1년) 때 해제 목록『칠략(七略)』을 완성했다. 비록『칠략』이 소실(消失)되기는 했지만, 그중 일부분이 초록(抄錄)되어 오늘날에 전해지고 있다. 그것은 『한서』 「예문지」에 실려 있다.

『한서』 「예문지」에는 마지막 「방기략(方技略)」에 의서가 의경(醫經), 경방(經方), 방중(房中), 신선(神僊) 등 4가지로 나뉘어 있다. 그것에 의하면 전한 말에는 의경에 속하는 책들로 다음이 있었다.

『황제내경』 18권, 『황제외경』 37권

『편작내경(扁鵲內經)』 9권, 『편작외경』 12권

『백씨내경(白氏內經)』 38권, 『백씨외경』 36권

『제편(帝篇)』 25권

『우의경칠가(右醫經七家)』 216권

이 중에서 현존하는 것은 『황제내경』뿐이다. 황제와 편작과 백씨, 즉 전설의 성왕과 전설적인 명의와 실존 의자(醫者)인 듯한 인물, 이렇게 3인의 이름을 내건 『내경』과 『외경』이란 도대체 어떤 책인가. 『내경』과 『외경』의 차이는 알 수 없지만, 나는 이것들이 각각 황제, 편작, 백씨를 개조(開祖)로 받드는 의학 학파의 논집이라 생각하고 있다.

도미나가 나카모토(富永仲基, 1715-1746년)는 가상설(加上說)이라는 방법론을 제창했다.

일반적으로 고대 이래, 학설을 제창하고 방법을 창시하려고 한 사람은 반드시 누군가에게 구실을 부여해 그 개조로 모심으로써, 자기보다 앞서 학설과 방법을 세운 사람의 위에 올라서려고 했다. (『翁の文』)

가상설을 적용하면 세 학파의 관계는 이렇게 된다. 최초에 형성된 것은 아마도 실존했다고 생각되는 백씨 학파일 것이다. 이어서 나타난 학파는 스스로의 권위를 세우려고 명의 편작을 내세웠다. 마지막으로 등장한 학파는 그것을 더욱 넘어서는 권위인 황제의 이름을 꺼냈다. 여하튼 나는 황제 학파의 최초 세대가 저작 활동을 시작한 것은 전한의 중엽이었을 것이라 추정하고 있다.

그리고 전한 말까지는 이들 학파에 속하는 사람들의 저작이 〈내·외경〉의 명칭 밑에서 집성되기에 이르렀던 것이다. 『방편(旁篇)』은 더 작은 학파, 혹은 학파에 속하지 않은 사람들의 저작일 것이다.

『황제내경』은 중국 의학의 최고 고전으로서 『소문(素問)』과 『영추(靈樞)』, 그리고 불완전하지만 『태소(太素)』라는 두 계통의 텍스트로서 오늘날에 전해졌다. 그러나 현존하는 『황제내경』은 『한서』에서 말하는 『황제내경』과 같지 않다.

내 생각에는, 현존하는 『황제내경』에 들어 있는 문장의 7할 내지 8할은 『칠략(七略)』의 성립 후, 신대(新代, 8-23년)부터 후한대(25-220년) 전반기에 걸쳐 씌어졌다. 고층(古層)에 속하는 2, 3할의 문장이 원래의 『황제내경』 18권의 내용이었음에 틀림없다.

『황제내경』의 복잡함

『황제내경』에 모인 문장은 어떤 점에서 보더라도 포괄적으로는 논해질 수 없는 다양함으로 차 있다. 저작 연대는 아마도 기원 전후의 200년간이었을 것이다. 그 속에는 개설(槪說), 평론(評論), 전론(專論), 강의용 텍스트, 주석(註釋), 해설이 있으며, 씌어진 이론이나 기술(技術)도 여러 갈래에 걸쳐 있다. 거기에는 몇 개의 다른 입장과 주장이 있고, 문장 사이에는 계승·전개 혹은 비판·부정이라는 관계가 보이는 경우도 적지 않다. 몇 사람의 손을 거쳐서 현존 모습을 갖춘 문장도 있는가 하면, 한 사람이 쓴 문장도 있다. 그 위에 원래의 문장을 몇 편인가 붙이거나, 몇 개로 분단하거나, 분단한 것을 다른 편에 삽입하거나 하는 조작을 후세의 편집자들이 당대(唐代)까지 반복했다. 아니, 비슷한 조작은 후한대에 『황제내경』이 편찬된 때에도 행해진 흔적이 있다. 전체의 구성과 편(篇)의 배열에 이르러서는 편집자의 마음대로여서, 그들이 품은 의학의 전체상이 투영되어 있다.

텍스트가 보여주는 이 혼돈의 양상은 『황제내경』이 형성기 중국 의학 형성기의 혼돈을 그대로 포용하고 있음에 대한 틀림없는 증거이다. 그러나 복잡함을 풀 단서가 없는 것은 아니다. 문장의 표현 형식이 그것이다.

문장에는 문답 형식을 취하는 것과 논술 형식을 취하는 것이 있다. 내 생각으로는 일반적으로 문답 형식 쪽이 논술 형식보다 저작 연대가 오래다. 문답 형식에는 문자(問者)-답자(答者)

의 조합으로 뇌공(雷公)-황제, 황제-소사(少師), 황제-백고(伯高), 황제-소유(少兪), 황제-기백(岐伯)라는 다섯 가지가 있다. 이것은 각 답자를 개조로 받드는 다섯 그룹이 존재했음을 보여준다. 그것이 내가 말하는 황제파, 소사파, 백고파, 소유파, 기백파이다. 황제파의 등장과 함께 황제학파의 역사가 시작되는데, 이어서 각 파가 〈그림 10〉처럼 무대에 나타났다가 사라져 갔다. 그리고 마지막으로 다양한 전개를 이루어온 이론과 기술이 전환되어 통합의 방향이 나타났을 때, 의사들은 권위의 이름을 빌려 말하기를 그만두었고, 문장 표현도 문답 형식 대신 논술 형식이 지배적으로 되었다. 그것은 동시에 백씨와 편작 두 학파가 황제학파 속에 흡수되어 소멸하고, 황제학파의 의학이 그대로 중국 의학을 의미하게 된 때이기도 했을 것이다. 시대로 말하자면 신대(新代)에는 백고파이고, 전한 시대에는 황제와 소사 두 학파, 후한 시대에는 소유와 기백 두 학파가 각각 활약했다. 그러나 이 문제에는 지금 깊이 들어갈 수 없다.

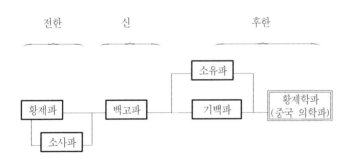

그림 10 학파의 분류

여기서 현존하는『소문』의 구성을 살펴보자. 당의 왕빙(王冰, 8세기)이 편찬한 텍스트는 크게 세 부분으로 나뉜다.

권 1-18 : 문답 형식(황제-기백) 50편, 논술 형식 15편
권 19-22 : 문답 형식(황제-귀유구〔鬼臾區〕·기백) 7편(소위 「운기칠편〔運氣七篇〕」 내지 「대론칠편〔大論七篇〕」)
권 23-24 : 문답 형식(뇌공-황제) 7편(내가 「황제칠편」이라 이름 붙인 것)

「운기칠편」은 왕빙이 증보한 것이라 생각되는데, 앞에서『황제내경』문장의 2, 3할은 전한 시대의 것이고 7, 8할은 신(新)·후한(後漢) 시대의 것이라 말한 것은, 물론 이 7편을 제외하고이다. 「황제칠편」은『황제내경』의 가장 초기 문장에 속한다.『소문』에는 내가 말하는 소사·백고·소유 3파의 문장이 완전히 배제되어 있음에 주의하자. 그것들은 모두『영추』에 들어가 있으며, 그래서 그 이전의『영추』를『소문』보다 가치가 낮은 책이라 보는 뿌리 깊은 경향이 있었다. 그러나『영추』의 〈한 편에 대한 주석〉이『소문』의 〈한 편〉이 되어 있는 예도 있어서, 두 책을 구별해서 다룰 이유는 없다.

혁신자들

『황제내경』은 무엇보다 먼저 침구 의학서였다.『소문』은 81편

인데, 잃어버린 2편과 「운기칠편」을 뺀 72편 그리고 직접적으로 침구에 관련된 내용을 기술한 32편 그리고 『영추』에서 81편 중 49편 등 도합 153편 중 81편이다. 침구(鍼灸)에 관해 직접적으로 언급하지는 않았지만 그 요법을 전제로 하고 있는 것을 더한다면 침구의 비율은 더욱 높아진다.

황제 학파는 침법파(鍼法派)였다. 그 치료법은 침법을 주로 하고 보조적으로 구법을 이용하며, 침구가 사용될 수 없는 경우나 병용하는 것이 효과적인 경우에는 엄법(罨法)이나 약 등을 이용하는 것이었다. 『황제내경』에 나오는 약명은 처방약 4종과 약물 2종을 합친 6종에 불과하다.

황제 학파의 의사들은 침구 요법을 약물 요법으로 대체하였다. 『소문』에 다음과 같은 말이 있다.

현대에는 독약을 사용해서 몸의 내측을 치료하고 침석을 사용해서 몸의 외측을 치료한다. (「移精變氣論篇」)

현대에는 화제(火齊), 독약을 사용해서 몸의 중측(中側)을 치료하고 참석(鑱石), 침애(鍼艾)를 사용해서 몸의 외측을 치료한다. (「湯液醪醴論」)

참석(鑱石)은 폄석(砭石)과 같다. 이것은 내과적 약물 치료법에 대한 외과적 침구 요법이라는 인식이다. 그러나 그들은 결코 그것들을 병용하지는 않았다.

구법과 폄법을 계승하고 통합해서 태어난 침법은 의료 분야에 있어서 큰 기술 혁신이었다. 침법을 손에 넣고서 자신과 야심에 찬 혁신자들은 황제에게 이런 말을 하도록 했다.

　나는 모든 사람이 독약을 마시지 않아도 되고, 폄석을 사용하지 않아도 되도록 하고 싶다. 작은 침을 써서 몸의 경맥 유통을 좋게 하고 그 혈기의 균형을 유지시키며, 몇 개의 경맥이 교착해서 기가 순행하거나 역행하거나 출입하는 급소를 원만히 작동하도록 하여 그 기술을 후세에 전하는 데 어울리는 것으로 하고 싶다. (『靈樞』 중 「九鍼十二原」)

또 간략하게 다음과 같이도 전한다.

　대저 사람들을 치료하는 데는 역시 침밖에 없다. (『靈樞』 중 「玉版」)

약도 쓰지 않고 수술도 하지 않고 작은 침만으로 모든 병을 고쳐보자. 이것이 화려하게 등장한 침법파의 선언이다. 그 선언에 어울리게 그들은 침법의 기술과 이론을 완성시켜 그 치료법을 사회적으로 확립하고 또 후계자를 양성하기 위해 활발한 활동을 펼쳤다. 전한 말엽에 그들은 이미 사회적 위신을 획득하였으며, 그 저작 활동이 특히 왕성하게 된 것은 신(新)부터 후한 전반에 걸쳐서였다.

경락(經絡)의 개념

침구 요법이 의학에 가져온 것은 무엇이었을까. 첫째는, 신체를 세로로 달리는 십이경맥과, 경맥으로부터 가지를 쳐서 가로로 퍼진 분지들을 결속하고 경맥 사이를 연락하는 낙맥(絡脈)을 합한 경락 개념의 탄생이다. 경맥은 한 맥의 종점이 다른 맥의 시점이 되며, 말하자면 전체로서 일종의 〈대순환 경로〉를 만든다. 중국 의학에 있어서 이것은 혈관계 내지 순환계와 같다. 경락설은 생리학과 병리학의 기초이며, 맥론(脈論)이야말로 중국 의학의 이론적인 핵이다.

둘째는, 맥론과 불가분하게 결부되어서 그 일부를 구성하고 있는 맥상(脈象)에 기초한 맥진법(이하 맥법)의 완성이다. 그 경우 박동의 파(波)의 모양과 강약을 유형화한 맥상은 인체의 생리학적 및 병리학적 상태, 특히 눈에 보이는 증상으로는 알수 없는 내부의 상태를 표현하는 것이라 여겨진다. 진단법(이하 진법)에는 사진(四診)이라 불리는 네 가지가 있다. 얼굴의 색염(色艶) 등을 보는 망(望), 체취 등을 맡는 문(聞), 증상이나 병력이나 생활력(生活歷) 등을 묻는 문(問), 몸에 손을 대는 절(切) 등이 그것이다. 그중 이론적으로는 가장 비중이 있으면서, 임상적으로는 증상의 진단과 나란히 씌어진 것이 절(切) 속의 〈맥진〉이다. 맥법은 『난경(難經)』과 『맥경(脈經)』에 의해 완성되었다.

셋째로는, 경맥병(經脈病)에 관한 사고 방식이 있다. 경맥의 박동을 통해 병을 진단할 수 있다고 보는 이유는, 개개의 병이 어떤 특정 맥과 밀접히 결부되어 있다거나 혹은 병이 어떤 경맥에 속해 있다는 사고 방식이 그 근저에 있기 때문이다. 병이 경맥에 속한다는 것은 무엇인가. 십이경맥은 전신을 달리면서 장부(臟腑)를 위시한 모든 기관(器官)을 지난다. 따라서 하나의 경락계가 덮는 구역을 그것의 유역(流域)이라 부른다면, 전신은 12개 유역에 의해 완전히 덮힌다. 지금 어떤 유역에 무엇인가 병이 발생했다고 하자. 그러면 그 유역을 지배하는 경맥의 박동에 어지러움이 생긴다. 병과 맥의 어지러움은 한쪽이 원인이고 다른쪽이 결과라는 것이 아니라, 양쪽이 호응해서 만나는 관계에 있다. 그것은 공시적(共時的)으로 일어난다. 이 관계는 일반적으로 〈감응(感應)〉이라 불린다. 경맥과 병의 관계를 이같이 다루는 것은 기(氣) 이론과 경락설 입장에서는 극히 자연스러운 귀결이었다. 그리고 뒤에 가서 『상한론(傷寒論)』의 육경변증(六經辨証)과, 태양(太陽)·양명(陽明)·소양(少陽)·태음(太陰)·소음(少陰)·궐음(厥陰)이라는 육경맥(六經脈)의 맥증(脈証)을 변별(弁別)하는 것에 기초하여 치료를 베푸는, 임상의학의 기본이 된 진료 방법이 결실을 보게 되었다.

넷째, 효과적이고 또 안전한 치료점으로서의 급소의 발견이 이루어졌다. 맥의 어지러움과 병이 감응 관계에 있다면 그 어지러움을 정상으로 되돌림으로써 병을 고칠 수 있을 것이다. 그것을 위해서는 맥에 직접적으로 치료를 베푸는 것이 가장 효과적임에 틀림없다. 사실 출토 의서에서는 어지러워진 맥이 박동하는 부위 또는 그 근처에 뜸을 뜨거나 혹은 특정 부위에 폄석을 대서 사혈(瀉血)을 했다.

그 경우 맥이란 명백히 혈관을 가리킨다. 〈맥을 본다〔相〕〉,
〈뜸 뜬다〉, 〈맥을 연다〔啓〕〉 등의 말들은 모두 혈관을 말한다.
침법 출현 후에도 역시 맥이 혈관을 의미했음은, 『황제내경』
「자법(刺法)」에서 〈맥에 찌른다〔中〕〉, 〈그 피를 낸다〉, 〈경락
의 피를 취한다〉로 말하고, 예로서 소량이지만 사혈을 함께하
는 경우가 극히 많았던 것을 통해 입증된다. 특히 낙맥(絡脈)을
찌르는 경우가 그러한데, 사혈을 나타내는 말로서 자락(刺絡)
이라는 말도 생겼다.

경혈맥(經血脈)과 경혈맥(經穴脈)

경락 또는 맥이 혈관임은 『영추』의 다음에서도 명백하다.

　십이경맥은 기육(肌肉) 사이로 빠져 돌고 있으며, 깊어서 밖
에서는 보이지 않는다. 다만 언제나 보이는 것은 외과(外踝, 바
깥복사뼈) 근처를 지나는 족태음맥(足太陰脈)의 경우로서, 숨을
장소가 없기 때문이다. 떠올라서 언제나 보이는 맥들은 모두 낙
맥(絡脈)이다. (「經脈」)

그런데 낙맥에서 갈라져 있는 모세혈관을 손맥(孫脈)이라 칭
하기도 한다. 혈액을 중국 의학에서는 영기(營氣, 인체를 영위하
는 기)라 하고, 혈액 이외의 체액을 위기(衛氣, 인체를 지키는
기)라 한다.

영기는 맥 속에 있고 위기는 맥 밖에 있다. (「營衛生會」)

송대(宋代)의 어떤 의서는 단언하기를 〈사람의 맥은 피의 굴이다.〉(『三因極一病証方論』 중 「五臟本脈論」)라고 했다.

중국 의학은 서양 의학과 달라서 사혈이라 하더라도 보통은 극히 소량이며, 그것도 어디까지나 피가 충분하고 맥이 실(實)하고 활발한 경우에 한정된다. 『소문』에서 한 예를 보자.

피가 남을 때는 활발한 경맥에 대해 사(瀉)의 자법(刺法)을 베풀고, 낙맥(絡脈)의 피를 낸다. 모자랄 때는 허(虛)가 되는 경맥에 대해 보(補)의 자법을 베푼다. 즉 침을 그 낙맥(絡脈) 속에 넣고 오래 침을 꽂아 놓아서 피가 나와 맥이 크게 되면 재빨리 그 침을 빼서 피가 밖으로 새지 않도록 한다. (「調經論篇」)

재빨리 침을 빼는 것은 피가 새지 않도록 하기 위함이라는 것이다. 마찬가지로 맥을 찔러도 피의 허실 상태에 따라 보(補)와 사(瀉)라는 전혀 반대 효과를 낳을 수 있는 방법을 발달시킨 것이다. 물론 그것은 〈활발하면 바로 그것을 사(瀉)하고, 허(虛)하면 바로 그것을 보(補)한다〉라고 하는 치료의 대원칙에 따른 것이었다.

그러나 침법의 진정한 발명은 침을 찌르는 장소를, 출토 의서에서는 극히 예외적이게도 맥의 밖에, 전신으로 확장한 데에 있다. 그 원칙은 다양한 형태로 표현되고 있는데, 가장 단순한 예를 『영추』에서 든다면 맥에서 떨어진 장소를 찌르는 데도 여러 경우가 있었다.

영기(營氣)를 찌를 때는 피〔血〕를 내고 위기(衛氣)를 찌를
때는 기〔氣〕를 내며, 차갑고 마비된 장소를 찌를 때는 엄법(罨
法)으로 내부를 따뜻하게 하고 나서 한다. (「壽夭剛柔」)

그중 하나에 대해 『소문』은 이렇게 말하고 있다.

기육(肌肉)에 침을 찔러 그 경맥에 닿지 않도록 하고, 그 낙
맥이 상처받지 않도록 한다. 위기(衛氣)가 회복되고, 거기서 처
음으로 사기(邪氣)가 소멸한다. (「調經論篇」)

이같이 해서 효과적인 치료점으로서의 급소가 발견되고 확
정되어 갔던 것이다.

급소는 혈관으로서의 경맥과 밀접한 관계가 있고 경맥 위 혹
은 경맥에서 떨어진 부위에 위치하므로, 그 경맥의 경혈이라 불
리거나 또는 경맥의 〈기가 발산하는 곳〉으로서 기혈이라고도 불
렸다. 십이경맥 이외에도 몸의 정중선 위 앞쪽의 임맥(任脈)과
뒤쪽의 독맥(督脈)이라는 두 맥이 발견되어 십사경맥이 되었다.

전부 365경혈, 그것이 침을 놓는 부위이다. (「氣穴篇」)

그중에는 위험하기 때문에 자침이나 시구(施灸)를 금하는 급
소도 있다.

급소가 나란히 있는 선(線)은 혈관 경맥과 엇갈리거나 평행하게 달려서 경맥과 유사한 이름으로 불린다. 가령 경혈맥(經穴脈)과 경혈맥(經血脈)의 구별을 살펴보자. 경맥은 원래 경혈맥(經血脈)을 가리키는 말인데 약간 다른 관점에서 경혈맥(經穴脈)의 의미로도 사용되었으며, 사용자들은 아마 이것에 대해 별다른 거부감이 없었을 것이다. 그러나 후세에 사혈이 특수한 경우의 자락(刺絡)에 한정되어 감에 따라서 경혈맥(經穴脈)의 의미가 부각되었다. 거기서부터 경혈(經穴)과 경혈(經穴)이 묶여서 경맥(經脈)의 개념이 만들어졌다는 이해가 생긴 것은 자연스러운 과정이었다. 경맥의 의미를 경혈맥(經穴脈)에 한정한다고 해도 틀리지는 않는다. 그러나 그것은 경맥의 생리학적 의미가 무엇인가라는 질문에는 아무것도 대답하지 못한다.

경맥의 현대적 이해를 위해 예로서 『광사원(廣辭苑)』의 해석을 인용한다.

경락(經絡) 인체에 있어서 혈관계, 림프계, 신경계와는 다른 특이한 순환·반응 계통.

확실히 치료적 관점에서 이해된 경혈맥(經穴脈)이 신경계와 어떤 관계에 있는지는 충분히 생각할 수 있다. 그러나 여기서 중요한 것은 경락이란 본래 혈관계 내지는 순환계를 의미하는 개념으로서, 경혈맥(經穴脈)으로서의 경맥(經脈)은 그것을 치료적 관점에서 유도한 파생적 개념이다. 그 근본이 되는 곳을 확실히 해두지 않으면 중국 의학은, 요컨대 의미를 알 수 없는

102

것(다른 특이한 순환·반응 계통이란 무엇일까?)이 되며, 맥론(脈論)을 핵으로 하는 중국 의학의 이론은 실재하는 대상을 지니지 않는 단순한 신기루에 지나지 않게 될 것이다.

덧붙이자면 『광사원』과 그 밖의 사서가 경맥을 동맥, 낙맥을 정맥이라 해석하고 있는 것은 앞에서 인용한 정의에서도 알 수 있듯이 잘못된 것이다. 경맥은 밖에서 보이지 않는 주맥(主脈)과 보이는 지맥(支脈)의 의미로서, 동맥이나 정맥과는 대상을 취하는 관점이 전혀 다르다.

기초 의학의 전개

침구 요법 의사들이 직면하지 않으면 안 되었던 곤란한 질문이 있었다. 도대체 침구는 어떻게 병에 듣는가이다. 약물 요법은 그런 질문이 필요없었다. 약물 처방은 대증 요법으로서 오랜 경험을 축적해 왔기 때문이다. 듣는 것은 듣고, 듣지 않는 것은 듣지 않는다. 약물은 처방과 용법을 틀리지 않도록 하면 된다. 그러나 침구는 다르다. 진단에도 치료에도 맥을 전제로 하는 침구는 처음부터 이론적 기반이 요구되었다. 그것을 잘 보여주고 있는 것은 출토 의서 『맥법(脈法)』이다. 그것은 진단법인 맥법 및 치료법인 구법과 폄법의 원칙을 기 이론으로 뒷받침하면서 확립되었다. 침법의 출현으로 의학의 이론화 내지 기초 의학 연구는 비약적인 전개를 이루어갔다. 먼저 해부학을 보자.

한대(漢代)에 인체 해부가 행해진 간접적인 증거는 『영추』의 소사파(少師派) 논문에 보인다. 거기에 발성 구조를 이루는 기관(器官)과 그 작용이 정확히 기술되어 있다.

- 인후(咽喉)는 물과 곡물의 통로이다.
- 후롱(喉嚨, 氣管)은 기가 오르내리는 통로이다.
- 회염(會厭, 喉頭蓋)은 발음할 때의 호구(戶口)이다.
- 입술은 발음할 때의 문이다.
- 혀는 발음하는 때의 용수철[機]이다.
- 현질수(懸雍垂, 口蓋垂)는 발음할 때의 걸쇠[關]이다.
- 항상(頏顙, 後鼻孔)은 갈라진 기가 나가는 곳이다.
- 횡골(橫骨, 舌骨)은 영묘한 기가 혀를 발동시키는 작용을 담당한다.

(──「憂恚無言」)

해부학적 지견(知見) 없이는 이같이 실감나는 기술이 불가능할 것이다.

마찬가지로 『영추』 중, 기백파(岐伯派)에서 기술한 한 편에서는 인체 해부에 대해 이렇게 말하고 있다.

원래 사람은 천지간 세계 속에 살고 있는데, 이 하늘의 높이와 땅의 넓음은 인력으로 계측할 수 있는 것이 아니다. 그런데 그 8척(尺)의 사(士)라면 가죽과 살이 있고, 밖에서 계측하고 어루만져 보아 파악할 수가 있으며, 죽으면 해부하고 관찰할 수가 있다. 장(臟)의 단단함, 부(腑)의 크기, 들어가는 곡물의 분량, 맥의 길이, 피의 맑기, 기(氣)의 분량, 십이경맥의 피가 많고 기가 적은 경우와 피가 적고 기가 많은 경우, 혈기(血氣)가 많은 경우와 혈기가 적은 경우 등에는 모두 법칙이 있다. (「經水」)

이같이 확언할 수 있는 자는 분명 실제로 행해진 해부의 성과에 능통한 사람이었을 것이다. 뿐만 아니라 〈그 8척의 사〉라는 표현은 보통 사람이라기보다는 누군가 특정하고 이름 있는 위장부(偉丈夫)를 가리키는 듯하다.

그리고 실제로 신(新) 천봉(天鳳) 3년(16년)에 한 남자가 의학 연구를 위해 해부되었던 것이다. 『한서』 「왕망전(王莽傳)」은 이렇게 전하고 있다.

적의(翟義)의 도당인 왕손경(王孫慶)을 체포했을 때, 왕망은 궁정의나 약물 요법 담당의에 명해서 솜씨 있는 도자(屠者)와 함께 왕손경을 자르고 찢어서 껍질을 벗긴 다음, 오장을 계량하고 죽침을 써서 그 맥(脈)의 줄거리를 더듬어 쫓아 처음부터 끝까지의 경로를 인지시키고 나서 이렇게 말했다. 〈이것으로 병의 치료가 가능해진다.〉

적의는 전한 말에 왕망의 제위 찬탈 야망에 반역해서 군사를 일으켰다. 그의 참모격이었던 병법가 왕손경이 오랜 도망 생활 끝에 드디어 붙잡혔을 때, 왕망은 그의 사체를 해부하도록 명했던 것이다.

황제의 명을 받아서 시의들이 행한 것은 골격과 내장의 크기·무게·용량·충실도를 재고, 대침으로 맥의 경로나 길이 등을 조사하는 것이었다. 이때의 기록 또는 그것에 근거하여 씌어진 것이 틀림없는 문장이 『황제내경』에 수록되어 있다. 모두 백고파(佰高派)에서 기술한 『영추』의 「골도(骨度)」, 「장위(腸胃)」, 「평인절곡(平人絶穀)」 등 3편이다.

사실을 말하자면, 앞에서 내가 신대(新代)에 활약한 학파가 백고파였다고 말한 것은, 백고파의 해부 논문과 왕손경의 해부 간의 관계를 상정했기 때문이다. 나의 상정에 잘못이 없다면, 『황제내경』에 수록된 문장의 저작 연대를 추측하기 위한 확실한 기점이 여기에서 처음으로 발견된 것이다.

골도(骨度) ── 계량해부학

이야기를 되돌리면 「골도(骨度)」는 제목 그대로 경부(硬部)의 계측, 「장위(腸胃)」는 연부(軟部) 중 구순(口脣)·인후(咽喉)·위장의 계량, 「평인절곡(平人絶穀)」은 위장의 용량과 음식물 소화의 생리학을 각각 싣고 있다. 「장위」에 빠진 오장과 그 밖의 연부에 대한 계량치는 나중에 새로 『난경(難經)』「사십이란(四十二難)」에 수록되었다.

머리 둘레 2척(尺) 6촌(寸), 가슴 둘레 4척 5촌, 허리 둘레 4척 2촌. 머리카락에 덮혀 있는 곳은 두개(頭蓋)로부터 목덜미까지

1척 2촌. …… (「骨度」)

위는 크기 1척 5촌, 둘레 5촌, 길이 2척 6촌. 옆이 휘어져 있고, 물과 곡물 3말 5되를 넣을 수 있다. 그 속은 언제나 곡물이 2말, 물이 1말 5되가 들면 꽉 찬다. 상초(上焦, 위의 분문)는 기를 밀어내는데, 빠르고 미끄럽게 움직이는 미세한 기를 낸다. 하초(下焦, 유문)는 밑을 향해서 제장에 쏟는다. …… (「平人絶穀」)

「골도」의 수치는 키가 7척 5촌인 사람의 것이라 한다. 양(量)은 당시의 1말이 지금의 대략 1되에 해당한다고 생각하면 된다.

인체의 경부·연부를 묻지 않고 모두를 계량해서 인체를 양적으로 인식하려고 한, 이 시대의 해부학을 나는 계량해부학 anatometrics이라 부른다.

사실 계량해부학은 1회의 시도로 끝났다. 송대(宋代)에 다시 한번 인체해부학의 기운이 생겼을 때는, 계측이 아니라 형태의 기술과 묘사에 관심이 향해서 2회에 걸쳐 해부도가 묘사되었다. 그 그림들 중 하나는 가지와라 쇼젠〔梶原性全〕의 『돈의초(頓醫抄)』(1302년경)에도 수록되어 있다. 그리고 이 인체 계량치는 『영추』, 『난경』에 기재되어 있는 수치가 그대로 후세까지 묵수(墨守)되었다.

감응장(感應場)으로서의 인체

생리학으로 옮기자. 생리학의 가장 기초가 되는 개념은 기

(氣)이다. 기라는 말은 아주 넓은 의미에서부터 극히 한정된 좁은 의미까지 다양한 단계에 걸쳐서 쓰이고 있다. 그 구조를 아는 것이 그대로 생리학을 이해하는 것으로 이어진다.

기 이론에 의하면 천지간(우주)에는 기가 충만해 있고 만물은 기로 되어 있다. 사람도 만물의 하나이며, 『장자』에서 말하는 것처럼 기의 응집과 다름없다. 기란 무엇일까. 한마디로 말하면 〈연속적인 유체(流體)〉이다. 이렇게 말해도 달리 어렵게 생각할 필요는 없다. 요컨대 공기나 물 같은 것을 생각해 보면 된다. 고대 중국인은 종종 기 속에 있는 사람을 물 속에 사는 물고기에 비유했다. 기는 발산해서 희박해졌을 때는 기체, 응집해서 농밀하게 되면 액체, 더욱 농밀하게 되면 고체라는 세 상태를 취하여 나타난다. 물이 증기가 되거나 얼거나 하는 것같이 사람의 생사는 종종 얼음이 되거나 녹거나 하는 것에 비유되었다.

응집과 발산을 통해서 일어나는 기체와 액체와 고체 사이의 상태 변화, 그것이 기 운동의 가장 기본적인 모습인 것이다. 인체에서도 그것을 구성하는 기와 밖으로부터 섭취하는 기(숨이나 음식물) 사이에서 끊임없이 삼태(三態) 간의 변화가 일어나고 있다. 섭취한 기는 이렇게 해서 일부는 신체를 구성하는 기가 되고, 일부는 신체를 구성하는 기의 일부와 함께 배출된다. 호흡, 소화, 순환, 배설이라는 생리 현상도 알고 보면 이러한 기의 운동으로 더듬어 갈 수 있다.

기는 액체이기 때문에 운동은 파(波)로서 전해진다. 기가 충만한 공간은 일종의 장(場)이라 생각하면 옳다. 기의 장(場)을 통해

파(波)가 전해지는 현상이 감응이다. 감응의 원리를 북송(北宋)의 철학자 정이천(程伊川, 11세기)은 이렇게 표현하고 있다.

감(感)이 있으면 반드시 응(應)이 있다. 무릇 움직이는 것이 있으면 모두 감(感)을 행한다. 감(感) 하면 반드시 곧 응(應)이 있다. 응(應) 하는 곳은 다시 감(感)을 행하며, 감(感)하는 곳은 다시 응(應)이 있다. 이것은 그치지 않는 이유가 된다. 동인(動因)이 있으면 반드시 그것에 응하는 반응이 있다. 일반적으로 움직이는 작용은 모두 동인으로 작용한다. 동인으로 작용할 때는 반드시 반응이 있고, 반응하는 것은 다시 동인으로 작용하며, 그것에 다시 응하는 반응이 있다. 이것이 바로 기의 운동에 끝이 없는 이유이다. (『易傳』)

이 말은 연못 속에 돌을 던졌을 때 물결이 퍼져서 배나 바위나 물가에 부딪쳐서 되돌아오는 파도가 되는 정경을 마음에 그려보면 금방 알 것이다. 감응의 무한 연쇄 반응계라고나 할까. 다른 말로 표현하면 부분과 부분 그리고 전체가 끊임없이 울려 만나서 질서를 만들어내는 감응장, 그것이 기의 세계이다. 공시적(共時的) 현상의 장(場)이라 해도 좋다.

인체도 또한 하나의 감응장으로서 맥진과 맥법이 거기에 근거를 두고 있음은 이미 말했다. 천지와 사람, 대우주와 소우주 사이에도 당연히 감응 관계가 상정되어 있었다. 이 문제에는 지금 들어가지는 않지만, 천인상감(天人相感)이라 불리는 그 관계는 이론이나 진료에 있어서 고대 의학의 중요한 지침 중 하나였다. 그리고 예를 들어 사계의 변화와 맥상(脈象)의 변화 사이에 밀접한 대응 관계가 있다고 하는 사시파(四時派) 같은 진료 경향이 거기서 태어난 것이다.

유동적인 기(氣)

여기까지 서술해온 기는 연속적인 유체로서 응집하고 발산하는 것이라고 말할 뿐, 그 이외에는 아무것도 한정이 붙어 있지 않은 지극히 넓은 의미로서의 기였다. 거기에 다양한 한정이 덧붙여져서 이제 기는 보거나 만질 수 있는 구체적인 물(物)이 되어 생리학의 영역에 들어온다.

중국 철학에서는 일반적으로 손에 잡을 수 없는 유동적인 것(유체)을 기(氣), 손으로 잡을 수 있는 형체가 있는 것(고체)을 질(質)이라 부른다. 기상(氣象)과 기질(氣質)이라는 말을 생각해 보기 바란다. 가장 넓은 의미로서의 기가 응집과 발산 작용에 의해 한정되고, 어떤 경우는 기, 어떤 경우는 질(質)로서 현상(現象)되는 것이다. 지금 그것을 사용해서 『영추』「결기(決氣)」편에 나오는, 인체를 구성하는 다른 단계의 기(氣, 物)를 정리하면 〈그림 11〉이 된다.

이 경우 질(質)은 신체 조직에 해당하고 기(氣)는 신체 조직의 속이나 사이를 채우고 있는 체액이나 분비물로서 영기(營氣)와 위기(衛氣)로 나뉜다. 영기란 혈액, 위기란 그 이외의 액체와 분비액이다. 앞에서 인용한 〈십이경맥의 피가 많고 기가

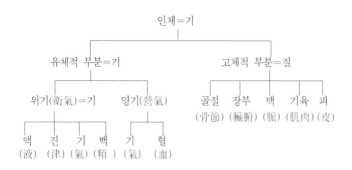

그림 11 인체를 구성하는 기의 단계

적은 경우〉 등과 같이 영기를 다시 혈(血)과 기(氣)로 나누는 일이 있지만 그것은 적혈구를 제외한 나머지와 혈장에 해당한 다고 보아야 옳다. 위기는 정(精), 기(氣), 진(津), 액(液)으로 갈라진다. 정은 정액 등 생명의 근본이라 여겨지는 액체, 기는 림프액에 해당하고, 진은 침이나 땀 등의 분비물, 액은 뇌척수 액을 말한다. 그러나 진액 등의 말은 전혀 다른 의미로 쓰인 일도 많다. 또한 신체 조직에 대해서도 기육(肌肉)의 기, 맥기 (脈氣), 폐기(肺氣) 등의 표현이 쓰이는데, 그때 기육의 기는 림프액, 맥기는 혈액, 폐기는 호흡의 기를 가리킨다.

중국 의학에서는 끊임없이 기라는 말을 사용한다. 그러나 사 람은 기로 되어 있다는 일반적인 이야기를 할 때 외에는, 당연 한 일이지만 구체적으로 무엇인가를 가리킨다. 〈그림 11〉에서 는 기라는 말이 네 개의 다른 단계로 주어져 있어서 밑의 단계 가 됨에 따라 개개의 구체적인 물(物)에 다가간다. 그리고 제3부 터 제4의 단계 근처에선 인체를 구성하는 단위로서의 물(物)에

도달한다.

여기에서 두 가지를 알게 된다. 첫째, 중국 의학에서는 인체를 세 개 내지 네 개의 다른 단계에 속하는 물(物)로 구성되고 있다고 본다. 둘째, 인체에 대해서 기라고 할 때 호흡에 관련된 기를 제외하면 그것은 체액이나 분비물 등 액체를 가리킨다. 내가 〈수계(水系) 모델〉이라 부르는 신체상(身體像)의 기본에 이 액체로서의 기(氣)가 았다.

『황제내경』의 신체상 —— 삼초(三焦)의 생리학

『황제내경』에서는 주된 내장을 오장(간, 심장, 비장, 폐, 신장)과 육부(대장, 소장, 쓸개, 위, 삼초[三焦], 방광)로 나누어 그 작용을 논한다. 장(臟)은 말하자면 실질 기관, 부(腑)는 중공(中空) 기관이다. 이 중에서 특이하면서도 중요한 생리학적 개념은 상초(上焦), 중초(中焦), 하초(下焦)라는 세 부분으로 이루어진 삼초(三焦)일 것이다. 삼초에는 그것에 대응하는 독립된 기관이 없다. 그 때문에 예부터 논의가 끊이지 않았다. 그러나 삼초야말로 중국 의학 중 생리학의 출발점이 된 개념이며 또한 그 생리학을 특징 짓고 있다. 삼초라 불리는 것이 어떻게 해서 도입되기에 이르렀는가. 그것에 대한 이해는 그대로 중국 의학을 특징 짓고 있는 사고법의 일면을 이해하는 것이 될 것이다.

삼초라는 말은 『사기』「편작전」에 처음 나타나서 〈삼초방광(三焦膀胱)〉처럼 하나로 이어져 쓰이고 있다. 이 용법은 『황제내경』에서도 그 흔적이 발견된다. 그것에 의하면 삼초는 방광의 상구(上口)에 있어서 유통하는 수량(水量)의 조절 작용을 행한다고 여겨졌다. 『사기』의 경우도 그러했는지는 확인할 방법이 없지만, 어느쪽이든 그것은 세 개의 〈초(焦)〉가 아니라 하나의 〈삼초(三焦)〉였다. 거기에 백고파는 전혀 새로운 설을 도입했다.

앞에서 인용한 「평인절곡」 편에서도 알 수 있듯이 백고파는 인체 해부의 성과를 바탕으로 호흡, 소화, 순환의 생리학 구축에 들어갔다. 위 속에서 부수어진 곡물은 종기(宗氣, 大氣)와 진액(津液)과 조박(糟粕)으로 나뉘어 각각의 통로로 내보내진다. 기체인 종기(宗氣)는 폐에 모여 밖에서 흡인한 기와 함께 호흡 작용을 행함과 더불어, 나아가 후롱(喉嚨)을 거쳐 심폐(心肺)를 지나서 순환 작용의 원동력이 된다. 혈액은 호흡 운동에 의해 추진되어서 체내를 순환한다고 생각한 것이다. 액체의 진액에서는 먼저 재빨리 움직이는 위기(衛氣)가 갈라져 나와서 기육(肌肉)이나 피부 사이로 침투해 몸 속을 돈다. 남은 진액은 맥에 흘러들어 가서 혈액으로 변하여, 사지를 돌고 오장육부로 흘러든다. 이것이 영기다. 종기와 영기가 위(胃)로 보내지는 데 반해, 마지막 남은 액체와 고체가 섞여 만나는 조박(糟粕)은 밑으로 여러 장에 보내져 소화되고 배출된다.

백고파에 의하면, 곡물을 부수는 작용을 행하는 위의 본체에 대해 부순 것을 다른 기관에 내보내는 작용을 담당하는 부분은 위의 양끝, 즉 분문과 유문에 있다. 그들은 그것을 각각 상초와 하초라 불렀는데, 상초는 영위의 양기(兩氣)를, 하초는 조박을 내보낸다고 생각한 것이다.

방광의 상구(上口)에 있다고 생각되어 온 삼초나, 새로이 도입된 위의 상·하구의 상·하초나, 중요한 것은 그것들이 기관이 아니라 기관의 부분, 즉 어떤 작용을 행하는 부분이라는 것이다. 우리는 내장과 같은 기관을 해부학적 대상으로 삼아, 그 구조를 조사하여 기능을 생각한다. 위가 곡물을 부수고 또 내보낸다는 두 개의 기능을 지니고 있음은 위의 구조에 근거한다. 중국 의학에서 장부(臟腑)는 실체가 아니라, 말하자면 작용역(作用域)이다. 어떤 작용을 행하는 영역이다. 앞에서 인용한 발성 구조에 대한 기술을 떠올리기 바란다. 각각의 기관 구조 등은 일체 건드리지 않고 다만 그 작용을 비(扉)나 기(機) 등의 비유로 설명하고 있다. 나아가서 그 기구의 예로부터도 알수 있듯이 하나의 작용에는 그것에 대응하는, 반드시 하나의 작용역이 있다고 생각하는 것이다. 우리에게는 위가 단일한 기관이지만 그것을 작용역으로서 본다면, 곡물을 부수는 작용과 더불어 영위와 조박을 위아래로 내보내는 작용을 가진 위(胃)는 세 작용역의 집합체라는 말이 된다. 그것이 바로 백고파가 말하는 위(胃)와 그것의 상·하초이다.

그렇게 생각한다면, 성질도 작용도 다른 위기와 영기를 내보내는 것은 별도의 작용역이라는 결론에 지극히 자연스럽게 도달할 것이다. 그런데 백고파는 상초에 대신해서 양초(兩焦)라는 개념을 도입했다.

곡물은 처음 위(胃)에 든다. 그중 미세한 것은 먼저 위의 양

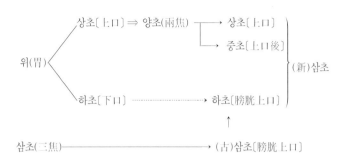

그림 12 위와 삼초 개념의 변천

초로 나가고, 나머지는 오장으로 흘러든다. 따로따로 나가며 둘
다 전신을 도는데, 그것이 영기와 위기가 밟아가는 길이다. (『靈
樞』중「五味」)

이 양초를 상초, 중초라 이름하여 하초와 합쳐 삼초라 부른
것은 백고파의 「오미(五味)」편의 논지를 전개시킨 소유파(少
兪派)의 「오피론(五味論)」편이었다. 그리고 마지막으로 백고
파가 옛 삼초를 하초에 갖다대서 위의 하초와 대치하여, 새로
운 삼초 개념을 완성했다. 그 경우 하초는 대장에서 갈라져 방
광에 흘러드는 위치에 있다고 여겨졌다. 이렇게 해서 하초가
삼초를 대표하게 되었다.
　지금까지 말한 것을 간단히 〈그림 12〉에서 정리해 두었다.

수계(水系) 모델

덧붙이자면 전한대에는 삼초가 아니라 인후(咽喉)가 육부(六腑)의 하나라고 여겨졌다. 삼초의 생리학적 작용의 중요성이 떠오름과 함께 인후에 대신해서 삼초가 육부에 덧붙여진 것이다. 기백파는 육부의 작용을 다음과 같이 간결하게 요약하고 있다.

비위(脾胃)는 곡물 창고를 관리하는 역할을 하며, 오미(五味)가 거기서 생긴다. 대장은 (소화된 물[物]의) 전송로를 관리하는 역할을 하며, 그로 인해 모양의 변화가 생긴다. 소장은 조박(糟粕)을 수용하는 역할을 하며 소화된 물(物)이 생긴다. 신장은 생명 작용을 강화하는 역할을 하며, 생명 활동이 거기서 생긴다. 삼초는 물[水]의 유통을 관리하는 역할을 하며 수로가 거기서 나온다. 방광은 주도(州都)를 관리하는 역할을 하고 진액(津液)을 저장하며, 곡기(穀氣)가 진액으로 변화하면 그것을 방출할 수 있다. (『素問』 중 「靈蘭秘典論篇」)

그런데 관료제에 비유하여 물(物) 사이의 관계나 작용을 파악하려 한 것은 중국 의학의 눈에 띄는 특징이라 하겠다. 기관(器官)이나 오관(五官) 등도 거기서 유래하는데, 예를 들면 〈혀는 마음의 관(官)이다〉(『靈樞』 중 「五閲五使」), 〈혀는 마음의 출생역인(出先役人, 관청)이다〉라는 것과 같다. 이처럼 물(物)을 보는 관점은, 사회를 모델로 해서 자연을 이해하려고 하는, 소위 사회태적(社會態的) 자연관의 한 형태이다.

소화·순환계에 대해 말할 때, 『황제내경』이 그려내는 신체상은 〈수계(水系) 모델〉이라 부를 만하다. 신체 위를 주요 하천인 경맥이 세로로 달리고, 그 사이를 몇 개의 지류인 낙맥이 묶고 있다. 중앙에는 수곡(음식물)을 수송하는 대하천이 입에서 항문까지 관통하고, 그 중간에 수곡의 바다라고 칭하는 댐인 위가 누워 있다.

여기서 빻아진 수곡은 나뉘어서 영위의 기와 조박과 종기가 된다. 위기는 상류 측의 출구인 상초로부터 나와서 피부나 기육(肌肉) 사이에 침투하여 전신을 습원(濕原)과 같이 적신다. 영기는 마찬가지로 또 하나의 출구인 중초로부터 나와서 맥에 흘러들어가고, 혈액이 되어 전신을 순환하며, 장부(臟腑)에 흘러든다. 조박은 아래의 출구로 소장에 보내져서 소화되고 대장으로 나와 고형(固形)으로 배출되며, 액은 수로의 입구에 있는 하초를 지나서 방광에 보내져 배출된다.

종기는 폐에 축적되고 호흡 운동을 행하며, 혈액을 순환시킨다. 전신을 돈 영위의 기는 재차 위(胃)로 환류해서 수곡과 함께 처리된다. 하천을 따라서 점재(點在)하는 장부와 그 밖의 기관은 각각의 요소에 배치되어 있고, 작용역으로서 수곡의 기 흐름을 만들어내거나 조절하는 역할을 담당한다. 이것이 그 대강의 견취도(見取圖)이다.

수리 관개계를 모델로 한 이 상(像)은 일종의 기술태적(技術態的) 자연관이라 해도 좋다. 중국의 관료제는 수리관개의 관리 조직에서 태어났다는 설도 있다. 이 상이 앞의 사회태적 상과 잘 조화됨은 말할 것도 없다. 그리고 『관자(管子)』에서는 〈사람은 물이다〉(「水地」)라고 한다.

내인론(內因論)의 입장

남송(南宋) 진언(陳言)의 『삼인극일병증방론(三因極一病証方論)』(1174년)은 병인(病因)을 육음(六淫)에 의한 외소인(外所因), 칠정(七情)에 의한 내소인(內所因), 그 밖의 불내외인(不內外因) 등 셋으로 분류했다.

> 육음이란 한(寒)·서(署)·조(燥)·습(濕)·풍()風)·열(熱)이고, 칠정이란 희(喜)·노(怒)·우(憂)·사(思)·비(悲)·공(恐)·경(驚)이다…… 육기는 하늘의 항상적인 기(氣)이다. 그것이 침투하면 먼저 경락으로 유입되고, 속에서는 장부에 합체되어 외소인이 된다. 칠정은 사람의 항상적인 성질이다. 그것이 어지러워지면 먼저 장부에서 발출(發出)이 되고, 밖으로는 지체(肢體)에 현상(現象)하여 내소인이 된다. 불내외인에 드는 것은 음식이나 성(性)이나 생활 습관의 부절제에 의한 병, 각종 외상이나 골절, 중독 등이다. (『三因論』)

진언(陳言)의 정의가 무엇을 의미하는지는 뒤로 미루고, 지금은 장부에서 곧바로 발해서 밖을 향하는 내소인과, 밖에서 들어와 장부로 향하는 외소인이라는, 반대 방향으로 작용하는 두 병인이 아주 동등하게 다루어지는 것에 주목하자. 우리가 여기서 다루는 것은 내소인과 불내외인이 분화하기 이전 시대의 의학이다. 따라서 이제부터는 진언이 말하는 외소인에 해당하는 것을 외인(外因), 내소인과 불내외인에 해당하는 것을 일괄해서 내인(內因)이라 부르기로 한다.

은인(殷人)의 의학은 말할 것도 없고 주인(周人)의 의학도 외인론의 입장을 취하고 있다. 의화(醫和)와 같이 병인을 하늘의 육기(六氣), 즉 음(陰)·양(陽)·풍(風)·우(雨)·회(晦)·명(明)의 과잉에서 찾는 선구적인 시도도 나타났지만, 일반적으로는 밖으로부터 체내에 사(邪)가 침입해서 발병한다는 것이 병에 대한 가장 상식적인 이해였다고 말해야 할 것이다. 병이 심로(心勞) 등에서 오는 일도 있는 것은 경험적으로 알려져 있었는데, 의학적으로 내인에 주목해서 고기를 먹고 수레를 타는 사람들에게 경고를 한 것은 출토 의서 중 『맥서』가 처음이었다. 한대(漢代)에 들어서면 병인에 대한 인식에 큰 변화가 일어난다. 순우의의 카르테에 기록된 진단에 의하면 병인 전체의 60% 이상을 내인이 점해서, 그중 2건이 내소인(心因), 나머지가 불내외인(특히 음주와 성〔性〕)이었다. 이 흐름을 일거에 밀고나가 자각적으로 내인론적 병리학의 입장을 취해서, 그것을 통해 진단법을 비약적으로 발전시킨 것이 황제파였다.

내인을 확실히 하기 위해 황제파는 문진(問診)을 중시했다. 『소문』 중 「황제칠편(皇帝七篇)」에서 논한 의사의 네 가지 과실 중 네번째 과실을 읽어보자.

병을 진찰하는 데 있어, 걱정거리나 음식이 도를 지나치고 있지 않은지, 일상 생활에 지나침은 없는지, 독(毒)에 걸린 것은 아닌지 등을 묻지 않고, 즉 앞서 이 사항들을 살피지 않은 상태에서 무슨 병인가를 처음에 어떻게 알아맞힐 수 있겠는가. 엉터리로 병명을 만들어 말하는 서툰 의사는 뒤에 곤란해진다. 이것이 치료의 네번째 과실이나. (「徵四失論篇」 중 〈四失〉)

황제파가 특히 관심을 집중시킨 것은 생활 환경의 격변 등 신변에서 일어나는 일에 의해 생기는 심인성(心因性) 질환에 대해서였다. 의사의 다섯 가지 과오를 지적한 다른 한 편에는 다음과 같은 항이 있다.

언제나 병을 진찰하기 전에, 과거에는 신분이 높았으나 지금은 떨어져 있는 건 아닌지를 물어라. 그러한 사람은 사(邪)에 맞지 않더라도 병은 속으로부터 생겨난다. …… 의자(醫者)가 진찰해도 병은 오장에도 없고 체구에도 변한 데가 없다. 진찰해서 목을 갸웃거리지만 병명은 알지 못한다. 신체는 날마다 말라가고 영기(營氣)는 허탈해서 정기는 없어진다. ……솜씨 있는 의자가 실패하는 것은 병의 정황을 모르기 때문이며, 이것이 치료의 첫번째 과오이다. (「疏五過論篇」 중 〈一過〉」)

심인성 질병에는 두 가지 특징이 있다. 첫째, 〈사(邪)가 들지 않았다 하더라도 정신이 속에서 상처받으면 몸이 반드시 깨진다〉(〈四過〉), 〈정기(精氣)가 말라버려 형체가 깨진다〉(〈二過〉)라고 반복해서 강조하듯이, 먼저 심적 작용을 담당하는 순수한 기(氣)가 다쳐서 소모되고 혈액이 줄어 생명 활동이 약해지고, 급기야는 신체가 수척해지고 쇠약해지기에 이른다. 한마디로 말하면 기의 허탈, 즉 〈허(虛)〉의 병이다. 황제파는 이로부터 허의 병리학으로 인도되어 가기에 이른다.

둘째, 심인성 병은 일반적으로 외인성 병인 감염증과 달리 신체에 나타나는 변화가 느리고 미끄러지듯 해서, 초기의 〈장부(藏府)에 병이 없고 형구(形軀)를 바꾸지 않은 상태〉에서 서서히 나아간다. 증상의 이 점차적인 변화는 맥의 변화를 관찰하기 위한 훌륭한 재료를 제공했다. 거기에 사시맥(四時脈)을 위시한 다양한 맥법이 생겨서 정밀한 진단법으로의 길이 열린 것이다.

외인론의 도입

황제파 의학의 치명적인 약점은 외인론이 결여되어 있다는 것이다. 황제파가 만들어낸 내인론 의학 위에 새로이 의학에 외인론을 도입하는 것, 그 과제에 답한 것이 소사파(少師派)의 구궁팔풍설(九宮八風說)이다(그림 13). 이것에 의하면 최고신인 태일(太一)은 동짓날에 북방에서 그의 궁전에 45일간 머무르고 동북방으로 옮긴다. 팔방의 궁전에 각각 45일 내지 46일 머물러 일년에 일주천(一周天)을 한다. 태일신이 있는 방위로부터 부는 바람을 실풍(實風), 그의 충(衝, 정반대의 방위)으로부터 부는 바람을 허풍(虛風)이라 한다. 예를 들어서 북방궁에 머무

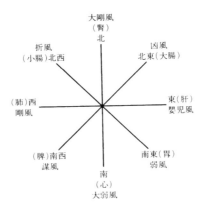

그림 13 구궁팔풍설

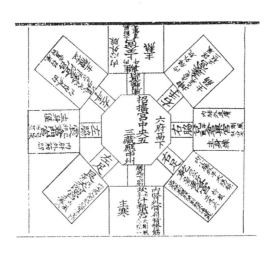

그림 14 구궁팔풍설(『太素』 중 「九宮八風」)

는 계절이라면 남쪽으로부터 부는 대약풍(大弱風)이 허풍이고, 그것에 맞으면 속은 오장의 심(心)이, 밖은 맥이 손상된다고 한다. 그것 자세히 도시한 것이 『태소(太素)』에 보이는 〈그림 14〉이다.

이 설은 원래 태일신의 위치에 따라 점치는, 태일이라 불린 점법(占法)에서 유래했다. 〈그림 15〉는 전한 묘에서 발견된 그 태일점반(太一占盤)이다. 둥근 상반을 회전시켜서 점치는 것인데, 예로서 입춘의 방위(좌하)에는 〈맞는 자는 병든다〉, 춘분의 방위(좌횡)에는 〈맞는 자는 기쁨이 있다〉 등이 있다. 이것과는 별도로 팔방(八方)의 바람에 따라 그 해의 좋고 나쁨을 점치는 풍점(風占)이 있었다. 소사파는 태일점과 팔풍점을 묶어서 계절을 나타내는 태일신의 위치를 빌려 바람에 허실의 개념을 도입함으로써, 외인으로서의 사허풍(邪虛風)이라 정의한 것이다. 이것을 통해 처음으로 외인론은 허실의 병리학 속에 자리매김되는 이론적인 근거를 지니게 되었다.

외인론을 더욱 발전시킨 것은 기백파였다. 그들은 사람을 다치게 하는 사기(邪氣)로서의 허풍을 허사(虛邪, 虛風)라 부르고, 그것과는 별도로 〈한쪽에서 오는 것으로, 실풍도 허풍도 아닌〉(『靈樞』중 「刺節眞邪」) 정사(正邪, 正風)의 개념을 세웠다.

허사(虛邪)가 우리 몸에 들어오면, 오싹하고 신체가 떨린다. 정사(正邪)는 사람이 맞아도 깨닫지 못하고, 먼저 얼굴의 색염(色艶)에 나타나는데, 자각 증상은 없다. (『靈樞』중 「邪氣藏府病形」)

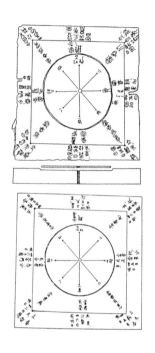

그림 15 태일점반(『考古』341쪽, 1978. 5)

　허사에 맞았을 때는 그냥 내버려두면 심해지는 데 반해, 정
사 쪽은 보통 자연히 낫는다. 이것은 작지만 중요한 일보였다.
태일신(太一神)의 충(衝) 방위로부터 부는 바람, 다시 말해 계
절풍과는 정반대의 방위로부터 부는 바람뿐만이 아니라, 모든
방위로부터 부는 바람이 병의 원인일 수 있다. 이 설은 그렇게
주장하였다. 이렇게 해서 사기(邪氣)로서의 바람은, 반드시 방
위나 계절풍과 관계 있는 것은 아니지만 외인(外因)으로 일반

화되어서, 병리학의 기초 개념 중 하나로 자리잡았다.

병의 개념

내인이든 외인이든 사람이 병에 걸린다는 것은 어떤 것인가.

대저 여러 가지 병은 처음에 생길 때는 모두가 기상이나 기후의 변화, 성(性)이나 격렬한 감정의 발작, 음식이나 거주 환경의 변화, 큰 경악이나 누적된 원한에서 생긴다. 그때 피와 기는 분리되어 음양(혈기)의 관계가 손상을 받고, 경락(經絡) 사이는 끊겨서 맥의 경로가 통하지 않으며, 음양(영위[營衛])의 작용은 거꾸로 되어서 위기(衛氣)가 늦추어지고, 경맥은 텅 비게 되어 혈기가 돌아오지 않는다. 그리하여 정상적인 상태를 잃게 되는 것이다. (『靈樞』 중 「口問」)

생리학 이론에 따르면, 영양을 체내의 구석구석에까지 수송하고 공급하는 맥 속의 영기와, 그 바깥을 채워서 신체의 작용을 유지하고 방위하는 위기를 통해 생명이 보존된다. 한마디로 정의한다면, 병이란 체내의 원활한 기의 유통이 방해되는 현상이다. 훨씬 시대를 내려와서 고토 곤잔[後藤艮山]은 다음과 같이 말하면서 일기유체설(一氣留滯說)을 제창했다.

대저 기(氣)는 병을 생기게 하는 풍(風)·한(寒)·열(熱)에 의해 지체되고, 음식에 의해서도 지체되고, 칠정(七情)에 의해서도 지체되니, 모두 원기(元氣)가 울체(鬱滯)됨에 의해 일어난다. (『師說筆記』)

이것은 병인론이 아니라 기리론(氣理論)의 입장에서 취하는 병의 일반적인 정의라 할 것이었다.

외인인 허사의 기(氣)는 피부의 틈으로부터 체내에 침입하여 근육이나 뼈에 달하고, 혹은 낙맥을 통해서 경맥에 전해져 장부(臟腑)에 들어간다. 허사가 밖에서 안으로 들어감에 따라서 병은 무겁게 된다. 외인과는 반대로 내인의 작용은 안에서 밖으로 향한다.

심적인 작용을 오장에 귀속시키려 한 것은 아마도 전한 초기의 오행가(五行家)들이었을 것이다. 『한시외전(韓詩外傳)』(기원전 2세기 전반)의 일문(佚文)에 다음과 같이 보인다.

무엇을 오장(五臟)이라 하는가. 정(情)은 신(腎) 속에 들고, 신(神)은 심(心) 속에 들고, 혼(魂)은 간(肝) 속에 들고, 백(魄)은 폐(肺) 속에 드는 것이다. (『太平御覽』 중 「人事部引」)

『소문』 속에도 이 설의 계보를 이어 오행에 따른 분류를 서술한 한 편이 있다.

오장이 담는[藏] 것. 심(心)은 신(腎)을 담고, 폐(肺)는 백(魄)을 담고, 간(肝)은 혼(魂)을 담고, 비(脾)는 의(意)를 담고,

신(腎)은 지(志)를 담는다. (「宣明五氣篇」)

이 설은 나아가서 『난경』을 거쳐 당(唐)나라 손사막(孫思邈)의 『천금요방(千金要方)』에까지 계승되었다. 그러나 의학 이론으로 보았을 때, 이대로는 그다지 유효하지 않았을 것이다. 기백파의 의사들은 그것을 좀더 생리학에 근접시켜 병리학으로의 통로를 열려고 하였다.

『영추』 중 「본신(本神)」 편은 오장과 다섯 가지 심적 작용 사이에 매개하는 것을 놓아서, 오행가의 설을 생리학에 결부시켰다.

간(肝)은 피를 장(藏)하고, 피는 혼을 사(舍)하고 있다. 간기(肝氣)가 허(虛)한 때는 무서워하고, 실(實)한 때는 노여워한다. 비(脾)는 영기(營氣)를 장(藏)하고, 영기는 의(意)를 사(舍)하고 있다. 비기(脾氣)가 허한 때는 손발이 제대로 안 움직이고 오장이 편치 못하다. 실한 때는 배가 불러서 대소변이 잘 안 나온다. 심(心)은 맥(脈)을 장(藏)하고, 맥은 신(神)을 사(舍)하고 있다. 심기(心氣)가 허한 때는 슬퍼하고, 실한 때는 끝없이 웃는다. 폐(肺)는 기를 장(藏)하고, 기는 백(魄)을 사(舍)하고 있다. 폐기(肺氣)가 허한 때는 코가 막혀서 호흡하는 기(氣)가 적다. 실한 때는 숨이 차고 가슴이 답답해서 위를 향해 가쁜 숨을 쉰다. 신(腎)은 정(精)을 장(藏)하고, 정(精)은 지(志)를 사(舍)하고 있다. 신기(腎氣)가 허한 때는 발이 차갑고, 실한 때는 배가 불러서 오장이 편치 못하다.

여기서 〈장(藏)하다〉를 제어한다는 의미로 해석하면 이해하기 쉬울 것이다.

이 2단(二段) 구조의 절충설은, 오장의 기가 장(藏)하는 것과 사(舍)하는 것 중 어느것을 가리키는지 명확하지 않고, 혈(血)과 영기의 관계도 애매하여, 아무래도 충분한 지지는 얻지 못했던 것 같다. 마찬가지로 「본장(本藏)」편은 〈수곡(水穀)을 화(化)해서 진액(津液)을 돌게 하는〉 장치인 육부(六腑)에 대해서 오장을 〈정신, 혈기, 혼백을 장(藏)하는 장치〉라 정의하였다. 그 설명에 의하면 혈기(血氣)란 영(營), 의(意)가 〈정신을 어(御)하고, 혼백을 수(收)하는〉 일을 한다. 그리고 마지막으로 『소문』「조경론편(調經論篇)」의 설(說)도 나타났다.

대저 심(心)은 신(神)을 담고 폐(肺)는 기를 담고, 간(肝)은 혈(血)을 담고, 비(脾)는 살을 담고, 신(腎)은 지(志)를 담고 있어서, 이들이 신체의 작용을 성립시키고 있는 것이다.

이 설이 「본신론(本神論)」의 설을 극복하려 한 것임은, 뒤이어 나타난, 신(神) 등의 다섯 가지 유여(有餘, 實)와 부족〔虛〕에 의해 일어나는 병에 대한 기술이 「본신」 편의 문장을 거의 그대로 답습하고 있음을 통해 알 수 있다. 이 설은 뒤에 수(隨)나라 소원방(巢元方)의 『제병원후론(諸病源候論)』(610년)에 계승되었다. 비록 소원방은 비(脾)의 살〔肉〕을 재차 의(意)로 되돌리지만 말이다.

칠정(七情)

「조경론편(調經論篇)」은 다섯 가지 심적 작용 중에서 의학 이외의 세계에 잘 이용되는 것으로서, 무엇을 가리키는지가 명백하지 않은 혼(魂)·백(魄) 등을 버리고 의식과 무의식을 포괄하는 심(心)의 작용을 나타내는 신(神)과, 명확히 방향 지어진 의식을 나타내는 지(志)만을 다루었다. 바꾸어 말하면 심(心)의 가장 넓은 작용과 가장 좁은 작용이라는 양극단을 통해 심적 작용을 대표시킨 것이다.

그 신(神)·지(志)를 갑자기 혈(血)·기(氣)·육(肉)과 병렬시킨 것은 조금 기이한 인상을 줄지도 모르지만, 신(神)도 지(志)도 혈(血)·기(氣)·육(肉)과 마찬가지로 넓은 의미에서의 기(氣)임을 잊어서는 안 된다. 여기서 심적 작용과 신적(身的) 작용은 연속적이며, 심(心)과 신(身)의 사이에는 조금의 틈도 없다. 때문에 신(神)의 유여·부족(심기〔心氣〕의 實·虛)이 소(笑)·비(悲), 혈(血)의 유여·부족(간기〔肝氣〕의 實·虛)이 희(喜)·노(怒)라는 감정의 발작을 일으키고 병의 원인이 된다. 『소문』중 「거통론편(擧痛論篇)」은 감정의 틀을 넓혀서 다음과 같은 서술을 통해 그 현상에 생리학적인 설명을 주었다.

노할 때는 기(氣)가 역상(逆上)하고, 기뻐할 때는 기가 이완하고, 슬퍼할 때는 기가 소침하고, 겁낼 때는 기가 하강하고,…… 놀랄 때는 기가 혼란하고, 힘들 때는 기가 소모되고, 생각에 골몰할 때는 기가 울결(鬱結)한다.

이　노(怒)·희(喜)·비(悲)·공(恐)·경(驚)·노(勞)·사(思)
는, 노(勞)를 우(憂)로 바꾸어 놓으면 그대로 뒤의 칠정(七情)
이 된다. 내인으로서의 칠정이 병인론 속에 선명한 모양으로
부상한 것이다.

음양설과 오행설

기(氣)는 끊임없이 변화하고 스스로 변화함으로써 만물의 변
화를 낳는다. 앞에서 기체·액체·고체라는 세 가지 상태도 변
화한다고 서술한 것은, 기의 눈에 보이는 변화를 말한 것이다.
기의 운동이나 변화, 성질이나 상태 등을 설명하는 생리학이나
병리학에 결코 빠질 수 없는 이론은 음양설과 오행설이었다. 뒤
에 음양오행설이라 일괄되지만, 원래는 기원도 다르고 이론 속
에서의 역할도 다르다. 에도[江戶] 시대의 사상가나 과학자나
의사 중 다수가 음양설을 받아들이면서 오행설에 거부 반응을
보인 것은 일본과 중국의 사상적 풍토 차이를 부각시킨 현상 중
하나라 할 수 있다.
　음과 양은 말할 것도 없이 두 개의 대립하는 것을 나타낸다.
음양설은 무엇보다도 대립의 원리이지만, 다만 그 대립은 논리
학에서 말하는 A와 not-A처럼 서로가 부정하는 대립이 아니고,
남과 여처럼 서로가 보완하는 대립의 모양을 취한다. 거기로부
터 두 개의 원리가 파생해 나온다. 하나는 음양의 결합에 의해
만물이 생긴다는 생성의 원리이다. 이것은 인간이나 동물의 세

계에 대한 일상적인 관찰에 근거하고 있는데, 그것을 일체의 물(物)에까지 확대해서 일반화한 것이다. 또 하나는 음양이 교대하며 차례로 나타난다는 순환적 교대의 원리이다. 주야(晝夜)·한서(寒暑)·사계(四季)의 교대라는 일상적인 현상을 생각하기 바란다. 의학 이론에서 중요한 것은 후자의 경우이다.

기는 연속적인 액체로서, 액체의 운동은 파동이다. 파(波)에는 산(山)이 있고 곡(谷)이 있다. 산은 양이고 곡은 음인데, 산은 언제까지나 산, 곡은 언제까지나 곡은 아니다. 산은 이윽고 곡이 되고 곡은 산이 된다. 파를 그리는 물은 같은 장소에서 상승과 하강을 반복한다. 상승하는 물은 양이고 하강하는 물은 음이며, 상승해서 극점에 달하면 하강하기 시작한다. 양이 한도에 이르면 음이 되고, 음이 한도에 이르면 양이 되는데, 이것이 순환적 교대의 원리이다.

음과 양은 대립하는 것이라 했지만, 물의 파의 경우, 위치로 말하자면 위에 있는 것은 양이고 밑에 있는 것은 음이며, 운동성으로 말하자면 위로 향하는 것이 양이고 밑으로 향하는 것이 음으로서, 같은 것이 음이 되기도 하고 양이 되기도 한다. 그것은 두 가지 물(物)이나 상태 등을 비교할 때, 한쪽이 양이면, 다른쪽은 음이다라고 하는 것을 넘어, 비교하는 상대가 변하면 음양이 역전되는 일도 있어서, 음양이란 요컨대 비교 개념임을 의미한다.

두 가지를 비교할 때 일반적으로 뜨거운 것, 밝은 것, 맑은 것, 가벼운 것, 빨리 운동하는 것, 위에 있는 것을 양(陽)이라 한다. 반대로 차가운 것, 어두운 것, 탁한 것, 무거운 것, 느리게 움직이는 것, 밑에 있는 것을 음(陰)이라 부른다. 이 열거는 구체적으로는 응용하여 얼마든지 늘려갈 수가 있다. 신체에 적용하면, 상반신이 양이고 하반신이 음, 체표(體表)가 양이고 체내가 음, 부(腑)가 양이고 장(臟)이 음, 위기(衛氣)가 양이고 영기(營氣)가 음, 기(氣)가 양이고 혈(血)이 음, 혈(血)이 양이고 육(肉)이 음이라는 식이다. 음양은 고정적으로 생각하면 틀리게 된다. 이 같은 음양 개념이 부단히 운동하고 변화한다고 여겨지는 기(氣)에 잘 어울린다는 것은 쉽게 이해할 수 있을 것이다.

전국 시대의 도가(道家) 사상가들이 전개한 음양론은 유가에 의해서 『역(易)』의 해석에 적용되어 곧 사상과 학문의 세계에 공유되는 보편적인 철학이 되었다. 출토 의서가 증명한 대로 의사들 또한 음양설을 단서로 해서 그 지식을 체계잡으며 이론을 모색해 갔다.

오행설로 옮기자. 오행이란 다섯 개의 도는〔行〕것을 의미해서, 목(木)·화(火)·토(土)·금(金)·수(水)를 가리킨다. 오행설에는 분류의 원리와, 각 유(類) 사이의 관계를 규정하는 원리라는 두 가지의 다른 원리가 포함되어 있다.

자연에 대한 인식은 분류하는 것에서 시작된다. 일본어로 표현하면, 나누는〔分ける〕것이 아는〔分かる〕것이다. 그러나 분류는 어디까지나 인식의 첫걸음에 지나지 않는다. 나누는 것을 통해, 물(物)은 결코 아무렇게나가 아니라 뭔가 질서를 가지고, 질서 속에서 역할을 가지고, 따라서 의미를 지니고 존재한다는 것을 알 수 있다. 그러나 다시 거기에 어떤 질서가 있고, 제각

표 5 오행에 의한 분류와 관계맺기

오행(五行)	목(木)	화(火)	토(土)	금(金)	수(水)
오미(五味)	산(酸)	고(苦)	감(甘)	신(辛)	함(鹹)
오장(五臟)	간(肝)	심(心)	비(脾)	폐(肺)	신(腎)
오색(五色)	청(靑)	적(赤)	황(黃)	백(白)	흑(黑)
오곡(五穀)	마(麻)	맥(脈)	갱미(秔米)	황맥(黃麥)	대두(大豆)
오과(五果)	이(李)	행(杏)	조(棗)	도(桃)	율(栗)
오축(五畜)	견(犬)	양(羊)	우(牛)	계(鷄)	저(猪)
오채(五彩)	구(韮)	해(薤)	규(葵)	총(葱)	곽(藿)
오의(五宜)	간병(肝病)	심병(心病)	비병(脾病)	폐병(肺病)	신병(腎病)
오금(五禁)	비병(脾病)	폐병(肺病)	신병(腎病)	간병(肝病)	심병(心病)
	근(筋)	골(骨)	육(肉)	기(氣)	혈(血)

각에 어떤 의미가 있는가를 이해하는 데는 유(類)와 유(類) 사이가 어떤 관계에 의해 묶여 있는가를 알아야 한다. 물(物)을 다섯 가지의 유(類)로 나누어서 파악하는 사상은 은인(殷人)에게서 싹텄는데, 유(類)에 명칭이 주어지고, 유(類) 사이를 관계 맺는 원리가 제창된 것은 전국 시대 후기가 되어서부터였다.

관계맺기의 원리는 다른 말로 하면, 설명 원리이다. 처음 황제파나 소사파는 분류 원리로서의 오행설은 인정했지만, 그것을 설명 원리에는 사용하지 않았다. 오행설의 전면적인 채용에 들어간 것은 백고파였다. 그 「오미(五味)」편의 내용을 정리해서 나타내면 〈표 5〉와 같다. 오미부터 오채(五菜)까지가 오행에 의한 분류이다. 같은 행에 있으면 동류(同類)이고 다른 행이면 이류(異類)이며, 거기에 각각 동류 원리와 이류 원리가 작용한다. 그것을 적용한 것이 오의(五宜)와 오금(五禁)이다. 예를 들어 간(肝)은 목(木)에 속한다. 간병(肝病)을 앓는 사람은 같

은 목(木)에 속하는 마(麻)·자두·개고기·부추를 먹는 것이
좋다. 그러나 비병(脾病)을 앓는 사람은 그것을 입에 대서는 안
된다. 오행상극의 원리에 반하기 때문이다.

상생(相生)과 상극(相剋)

전국 시대 후기의 사상가 추연(鄒衍)은 이류(異類) 원리로서
파악하는 오행상생과 오행상극(상승〔相勝〕)이라는 두 가지 설
을 제창했다. 〈그림 16〉에 실선으로 그린 것처럼 목(木)은 화
(火)를 낳고 화(火)는 토(土)를 낳는 식으로 한 바퀴 도는 관계
가 상생이고, 점선으로 나타낸 것처럼 목(木)은 토(土)를 이기

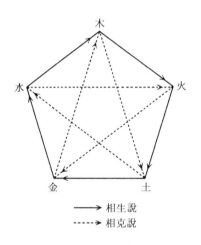

그림 16 오행 상생·상극의 원리

고 토(土)는 수(水)를 이기는 식으로 한 바퀴 도는 관계가 상극이다. 목(木)은 간(肝)이고 토(土)는 비(脾)에 해당하는데, 토(土)는 목(木)에 진다. 때문에 비병(脾病)을 앓는 사람은 목(木)에 속하는 물(物)을 먹어서는 안 된다. 상극 원리에 따르면 그렇다.

상생과 상극의 두 원리는 대저 무엇을 의미하는 것일까. 목(木)이나 화(火)라는, 구체적인 물(物)이 머리에 떠오르는 말을 피해서 기호로 나타내어 M, K, D, G, S 다섯 가지 유(類)가 있다고 생각해 보자. 혈액형에 A, B, AB, O 네 가지 유형이 있어서 만인이 그중 하나에 속하는 것처럼 만물은 이 다섯 가지 유(類) 중 어느 하나에 속한다. 다만 혈액형에서는 A형인 사람이 B형으로 바뀌는 일이 없지만, 오행에서는 하나의 행(行)에서 다른 행으로 변화해 간다. 그런 의미에서 행(行)은 실로 영어의 phase(상〔相〕, 국면)로서, 기(氣)가 각각의 상에 나타나는 모습〔相〕과 같다. 그리고 그 상에는 다섯 가지 유(類)가 있다.

오행설은 상(相)의 변화에 두 가지 다른 과정이 있다고 생각한다. 첫째는 어떤 상으로부터 다른 상으로 자연스럽게 옮아가는 경우이다. 그때 M은 K로, K는 D로와 같이 전이(轉移)의 방향이 정해져 있어서, 다섯 상을 일순(一巡)하면 다시 처음의 상으로 돌아간다. 화학과 생물학의 용어를 빌려 이것을 단상계(單相系)의 정향전이(定向轉移)라 부르기로 하자. 둘째는 2개의 상이 혼재해 있어서 변화가 일어나는 경우이다. 이 경우에는 특정 두 상 사이에 미리 우열의 관계가 정해져 있어서, 우위의 상이 열위의 상을 압도한다. 우열 관계는 M이 D보다 우위이고 D가 S보다 우위라는 식으로 다섯 가지의 조합이 있으며, 역시 다섯 상을 일순해서 원래로 돌아온다. 가능한 조합에는 다시 다섯 가지 상생의 경우와 같은 조합이 있지만, 그것은 우열과는 관계 없고 우열에 기초하는 상의 변화에 대해 중립이라 생각하면 좋다. 이것을 이상계(二相系)의 우성전이(優性轉移)라 하자. 삼상계(三相系) 이상의 경우라 하더라도 우성·열성·중립의 관계로 처리될 수 있을 것이다. 새삼 말할 것도 없이 단상계의 정향전이가 상생이고, 이상계의 우성전이가 상극이다.

오행설은 현상의 다양한 상(相)을 다섯 가지 유(類)로 묶어서 유(類) 사이의 변화를 두 원리로 설명하려 한다. 이 오행설 또한 음양설과 마찬가지로 이같이 유체로서의 기(氣)에 잘 어울리는 이론이며, 인체의 수계(水系) 모델에도 적합한 이론인 것이다.

음양, 오행 두 원리는 모두 지금까지 서술한 이류(異類) 원리 외에 동류 원리도 포함하고 있다. 그것은 같은 유(類)에 속하는 것 사이에 작용하는 일종의 친화력으로서 유도(誘導), 흡인(吸引), 결합(結合), 공명(共鳴), 보충(補充), 상승(相乘) 등 다양한 작용의 형태를 취한다. 〈표 5〉의 오관(五官)은 동류 원리가 작용해서 인체에 플러스 효과를 가져오는 경우이다. 그러나 언제나 플러스 효과를 가져온다고 생각되었던 것은 아니다. 「오미(五味)」편에 이어서 씌어진 「오미론(五味論)」편에 의하면, 오미가 향하는 곳은 〈표 5〉의 맨 밑 단에 올렸다.

오미(五味)가 입에 들어간 경우, 각각 향하는 곳이 있어 걸리는 병이 있다. 산(酸)은 근(筋)을 향한다. 산을 많이 먹으면 소변이 나오기 어렵게 된다. 함(鹹)은 혈(血)을 향한다. 함을 많이 먹으면 목이 마른다. ……

생리학이나 병리학 이론은 이 같은 몇 개의 원리를 구사해서 구체적인 사례에 적용하여 만들어진 것이다.

두 가지 진료 체계

『황제내경』의 임상 분야에 있어서 특히 중요한 것은 인영촌구법(人迎寸口法)과 삼부구후법(三部九候法)이다. 이것들은 진단법과 치료법을 결합해서 각각 하나의 진료 체계라 부르기에 알맞은 것들을 만들어냈다.

진단법에서 황제학파는 맥진법을 가장 중시했다. 의사들에게 있어서 맥법은 실로 실험과 시행의 무대였다고 해도 좋다. 그들은 여러 가지 시도를 행해서 몇 개의 맥법을 짜냈다. 맥과 계절과의 대응을 보는 사시맥법(四時脈法)도 그중 하나이다. 맥을 짚는 데도 손목의 촌구부(寸口部)뿐만 아니라 많은 박동 부위를 사용했다.

치료법에는 침법(鍼法) 외에 구법(灸法), 엄법(罨法), 약법(藥法) 등을 이용했는데, 무엇보다도 그 중심은 침법이었다. 급소에 침을 찌르고, 허실에 응해서 적당히 사용하는 보사(補瀉)법 외에 근육을 찔러서 아픔을 없애는 방법이나 사혈(瀉血) 법 등이 있었으며, 각 파가 제각기 독자적 기법의 개발을 다투었

표 6 인영촌구맥법(『靈樞』 중 「禁服篇」)

인영촌구맥 비교	발병 부위
인영(人迎) 〉 촌구(寸口)	
1배	족소양(足少陽)
1배 + 조(躁)	수소양(手少陽)
2배	족태양(足太陽)
2배 + 조	수태양(手太陽)
3배	족양명(足陽明)
3배 + 조	수양명(手陽明)
인영 〈 촌구	
1배	족궐음(足厥陰)
1배 + 조	수심주(手心主)
2배	족소음(足少陰)
2배 + 조	수소음(手少陰)
3배	족태음(足太陰)
3배 + 조	수태음(手太陰)

※ 인영 〉 촌구 = 4배 : 외격(外格)
　인영 〈 촌구 = 4배 : 내관(內關)　　} 불치의 병

조(躁)는 정(靜)과는 역(逆)의 맥상으로, 『황제내경』이외에는 나타
나지 않는다.

다. 자법(刺法)과 구법, 사혈과 복약, 엄법과 자법처럼 두 가지
방법을 병용한 경우도 또한 적지 않았다.

　인영촌구맥법(人迎寸口脈法)은 내인론을 취하는 황제파가
짜낸 맥진의 방법이다. 인영(人迎)은 목의 갑상연골(甲狀軟骨,
목젖)의 양쪽 부근에 있는 총경동맥(總頸動脈)이 박동하는 부
위, 촌구(寸口)는 전완요골(前腕橈骨)의 경상돌기(莖狀突起)
안쪽 부근에 있는 요골동맥이 박동하는 부위를 말하는데, 이

표 7 인영촌구법의 진료 원칙(『靈樞』 중 「禁服篇」)

맥상〔상태〕	치료 원칙(＋는 경우에 따름)
성(盛)	사(瀉)
허(虛)	보(補)
긴(緊)	자(刺) ＋ 구(灸) (＋ 복약〔服藥〕)
긴(緊)＋〔통(痛)〕	자육(刺肉)
대(代)	사혈(瀉血) (＋ 복약)
〔함하(陷下)〕	구(九)
불성불허(不盛不虛)	복약

※ 대(代)는 약하고 규칙적으로 끊기는 맥상.

두 부위의 맥의 크기를 비교해서 병이 어떤 경맥에 속하는지를 진단한다(표 6). 황제파는 나아가서 그것을 단순한 맥법으로 끝내지 않고 허(虛), 성(盛, 實), 긴(緊), 대(代)라는 4개의 주요한 맥상(脈象)에 기초해서 치료의 원칙을 정하고(표 7), 진단과 치료의 결합에 힘썼다. 이렇게 해서 인영촌구법(人迎寸口法)이라는 진료 체계가 태어난 것이다.

맥상이나 증후 등을 총합적으로 판단해서 병증의 유형을 변별하고, 그것에 기초해서 구체적으로 치료 처치를 정하는 것은 중국 의학의 기본적인 방법이다. 그것은 『상한론(傷寒論)』의 육경변증(六經辨証)에 의해 먼저 상한의 병에 대한 확실한 기초가 잡혔고, 오늘날의 변증론치(辨証論治, 증후를 변별해서 치료를 논한다)로 발전했다. 그 출발점이 된 것이 인영촌구법이었다.

그러나 인영촌구법에 대해서는 이윽고 기백파 속에서 비판자가 나타났다. 〈사(邪)가 맥(脈)에 든다〉(『素問』 중 「離合眞邪論篇」)는 외인의 병에 대해서는 삼부구후맥법만이 적확한 진단을 내릴 수 있다고 그들은 주장했다. 출토 의서인 『맥법』에서는 두(頭), 수(手), 족(足) 삼부(三部) 각각에 3개소, 합쳐서 모두 9개소의 박동하는 부위(九候)에서 맥을 잡아, 신체의 각 기관의 기 상태를 자세히 진찰하려 했다(〈표 1〉 참조). 그리고 보사(補瀉)의 자법(刺法)에 독자적 궁리를 짜내어 정교한 방법으로 완성함과 함께, 다양한 사례에 대해 치료 방법을 정해갔던 것이다. 앞에서 서술한 오장(五臟)의 신(神)・혈(血)・기(氣)・육(肉)・지(志)의 유여 및 부족(『素問』 중 「調經論篇」)에 대한 보사(補瀉)의 방식도 그중 하나였다. 삼부구후법의 출현에 의해 자법은 일층 정밀하게 발달하게 되었다. 원래부터 삼부구후맥법은 출토 의서인 『맥법』에 기재되어있던 맥진의 방법을 확충시킨 것으로서, 의학적 전통의 단절이 없는 의학 발전의 원형을 엿볼 수 있다.

그러나 삼부구후법에는 언젠가 극복되지 않으면 안 될 결점이 있었다. 맥을 짚는 장소가 너무 많았다. 맥 이론에서 말한다면, 더욱 적은 장소에서도 맥을 읽어낼 수 있지 않은가. 그래서 기백파 안에서 촌(寸)과 척(尺)만으로 맥을 짚을 수 있다고 단언하는 사람들이 나타났다. 손목의 촌구부(寸口部)를 촌과 척두 장소로 나누어서, 두 손가락으로 맥을 짚은 것이다. 시대의 흐름은 촌구부에만 의거하는 진맥의 방향으로 급속히 기울어져 갔다. 이 방법의 완성은 『난경』에 남겨진 과제가 되었다.

제 7 장 약물학의 출발
—— 『신농본초경(神農本草經)』

본초학(本草學)의 성립

본초(本草)라는 말이 처음으로 기록에 나타난 것은 전한 말, 성제(成帝) 건시(建始) 2년(기원전 31년)의 일이다. 전한의 정사 『한서』에 의하면, 그 해 도읍 장안(長安)에 모여 있던 본초대조(本草待詔)들을 귀향시켰다. 본초대조란 본초에 관한 지식을 통해 관직을 얻으려 한 관료 지망자이다. 의사에게는 천문학자 등과 함께 예부터 정부 내에 전문직의 자리가 주어졌는데, 이 무렵에는 본초가를 위한 자리도 생겨났던 것 같다. 전한 말에 사천(四川)의 태수가 된 누호(樓護)는 의사 집안에서 태어나

젊은 시절 의경(醫經), 본초(本草), 방술(方術) 수십만 구절을 외웠다고 한다. 게다가 평제(平帝)를 받들어 독재적인 권력을 쥐었고 주대(周代)를 모범 삼아 학술 진흥에 힘쓴 왕망(王莽)은 원시(元始) 5년(서기 5년)에 전국으로부터 〈일경(逸經), 고기(古記), 천문, 역산(曆算), 종률(鐘律), 소학(小學), 방술, 사(史), 본초〉에 통달한 자를, 유학을 교수하는 자와 함께 불러냈다. 그리고 모여든 수많은 〈이능(異能)의 사(士)〉에게 각자의 이론을 기록하도록 하여 공개시키고 오류를 고쳐서, 학설의 통일을 도모하게 하고 있다. 전한의 말기에는 본초(本草)가 하나의 학문으로 인정되었던 것이다.

『한서』에서 누호(樓護)가 배운 것은 〈의경〉, 〈본초〉, 〈방술〉이라 하고, 이능(異能)의 사(士)의 학문 분야에 〈방술〉이 〈본초〉와 나란히 있는 것은 본초의 초기 성격을 잘 보여주고 있다. 점성(占星)이나 역점(易占)을 구사해서 미래를 예언하고, 혹은 불로불사를 설명하며 연금술에 몰두하는, 방사(方士)라든가 방술(方術)의 사(士)라 불린 사람들이 진대(秦代)로부터 한대(漢代)에 걸쳐 활약했다. 이러한 방술에 인접한 학문이자, 의학과 방술의 중간에 위치한 학문이 바로 본초였다.

왕망이 소집한 본초가들은 분명 축적해 온 지식을 문장으로 써놓았고, 그것을 서로 직접 비교하여, 기술(記述)을 정정하거나 통일하는 작업도 행했음에 틀림없다. 그것이 왕망의 명령이었다. 이때 만들어진 책이 후에 『신농본초경』이라 불리게 된 본초서의 원형일 것이라고 나는 생각한다.

본초서의 존재를 기록으로 확인할 수 있는 것은 후한 말이 되어서부터이다. 유교의 고전 『주례(周禮)』 중 「천관(天官)」의 「질의(疾醫)」에는 다음과 같은 말이 있다.

　　오미(五味), 오곡(五穀), 오약(五藥)을 이용해서 그 병을 요 양(療養)한다.

고전 주석학자인 정현(鄭玄, 127-200년)은 그것에 다음과 같 이 주를 달았다.

　　오약(五藥)이란 초(草), 목(木), 충(蟲), 석(石), 곡(穀)의 약 을 말한다. 그것을 분말로 만들거나 혼합해서 만드는 조제 방식 은 『신농(神農)』과 『자의(子儀)』의 학문에 명백히 되어 있다고 한다.

여기서 말하는 『자의(子儀)』가 3세기에 만들어진 도서 목록 에 보이는 『자의본초경』 1권을 가리킨다고 하면 〈신농〉 및 〈자 의〉라는 제목의 두 본초서가 있었다는 것이 된다. 나아가서 삼 국 시대 위(魏)의 명의인 화타(華佗)의 제자였던 오보(吳普)의 저작 『오보본초(吳普本草)』는 『신농』, 『황제』, 『기백(岐伯)』, 『편작(扁鵲)』, 『뇌공(雷公)』, 『동군(桐君)』, 『이씨(李氏)』, 『의화 (醫和)』라는 8종의 본초서를 인용했으며, 그 밖에도 아직 몇 종 인가 있다고 시사한다. 이 중 정식 책이름을 알 수 있는 것은 『동군(桐君)』 즉 『동군채약록(桐君採藥錄)』과, 오보와 함께 화 타의 제자였던 이당지(李當之)의 『이씨(李氏)』 즉 『이당지약록

(李當之藥錄)』이다.

후한 시대에는 수많은 본초서가 나타났는데, 그중에서도 권위가 주어진 것은 역시 『신농(神農)』이었다. 위(魏)·진(晉) 시대에 『신농』은 『신농경(神農經)』, 『신농사경(神農四經)』 등으로 불렸다. 의서나 본초서처럼 지식이 축적되는 형태의 서책은 전수 과정에서 후세의 손이 가해져 분량의 증가와 더불어 많은 착간(錯簡), 혼란, 오류가 발생하였고 텍스트도 몇 개의 계통으로 갈라졌다. 『뇌공집주신농본초(雷公集注神農本草)』 4권을 위시해서, 그 무렵 있었던 수 종의 텍스트를 비교·검토·정리·교정하여 표준적인 텍스트를 만든 사람은 양(梁)의 도홍경(陶弘景, 452–536년)이다.

도홍경은 모산(茅山, 上淸派) 도교의 교의 기초를 놓은 종교가지만, 천문 관측 기계를 만들고 천문서나 의서나 연금술서를 저술하는 등 자연 연구에도 비상한 정열을 쏟았다. 도홍경은 『신농본초』의 텍스트를 교정했을 뿐 아니라, 『오보본초』나 『이당지약록』 등을 모은 저작 『명의별록(名醫別錄)』으로 『신농본초』의 불충분한 곳이나 빠진 곳을 보충해서, 약물의 수를 늘리고 새로운 분류 방식을 도입하고 또한 자세한 주석을 붙여서 『신농본초경집주(神農本草經集注)』 3권(大書本 7券)을 완성했다. 『신농본초경』의 명칭도 여기에서 정해졌다.

오늘날 우리가 보는 『신농본초경』은 『집주본초(集注本草)』라 통칭되는 도홍경의 저작 속에, 소위 본경문(本經文)으로서 수록되어 있다. 원래는 거기만 붉은 글씨로 씌어져 검은 글씨의 별록이나 주석 등과 구별되었다. 청(淸)의 손성연(孫星衍),

일본의 모리 리쓰시〔森立之〕 등은 본경문에서 『신농본초경』의 복원을 시도해서 각각 텍스트를 출판하고 있다.

삼품(三品) 분류

『신농본초경』을 특징 짓고 있는 것은 그 독창적인 분류와 기술(記述)이다. 먼저 분류에서는 상·중·하품(혹은 상·중·하약)의 삼품 분류를 취한다. 이 분류는 약물의 작용에 기초하여 그 속에 새로이 조제의 원칙을 포함하는 형태로 되어 있으며, 책의 구성도 상·중·하경 3권으로 나뉘어져 있다. 본경의 「서록(序錄)」에 의하면 삼품 분류는 다음과 같은 원칙에 따른다.

상약(上藥) 120종을 군약(君藥)이라 한다. 수명 양생을 본성으로 하며, 하늘의 일에 조응(照應)하고 있다. 독이 없고 많이 복용하거나 오래 복용해도 사람을 해치지 않는다. 몸을 가볍게 하고 기(氣)를 증가시키니, 노화하지 않고 장생하고 싶은 사람은 상경(上經)에 따라서 복용한다.

중약(中藥) 120종을 신약(臣藥)이라 한다. 생명 양생을 본성으로 하며, 사람의 일에 조응하고 있다. 독이 있는 것과 독이 없는 것이 있어서, 그것을 알맞게 처리해야 한다. 병이 진행하지 않도록 하며, 허약한 체질을 보충하려는 사람은 중경(中經)에 따라서 복용한다.

하약(下藥) 125종을 좌사약(佐使藥)이라 한다. 병의 치료를 본성으로 하며, 땅의 일에 조응하고 있다. 독이 많아서 오래 복용할 수는 없다. 장부(臟腑)에 생긴 덩어리를 없애고 질병을 고치려는 사람은 하경(下經)에 따라서 복용한다.

삼품의 약 수는 합쳐서 365종이며, 이것은 말할 것도 없이 일년의 일수(日數)로서 천인상관(天人相關) 사상을 바탕으로 하고 있다. 상·중·하약의 효능이 천(天), 인(人), 지(地)의 일에 조응한다고 하는 것도 그 사상의 다른 표현이다.

상·중·하약을 군(君), 신(臣), 좌사(佐使)라 부르는 것은 약물 배합의 원칙과 연관이 있다.

약물에는 군(君), 신(臣), 좌(佐), 사(使)가 있으며, 그것을 모두 함께 쓴다. 조합하는 데는 1군(君), 2신(臣), 3좌(佐), 5사(使)를 쓰는 것이 좋다. 또한 1군, 3신(臣), 9좌사로 해도 좋다.

숫자는 군약 1에 대한 신약 2 같은 배합 비율을 나타낸다. 몇 종류나 되는 약물을 써서 조합하는 것은 복합적인 작용을 노린 것이지만, 중요한 것은 병을 고치는 하약을 주로 하면서도 반드시 상·중약도 더한다는 원칙이다.

복합적인 작용을 생각한다면 다른 성질을 가진 약물들 사이에 어떠한 관계가 있는가를 명백히 하지 않으면 안 된다.

약물에는…… 단독으로 사용하는 것이 있고, 상대를 필요로 하는 것이 있고, 상대의 작용을 강하게 하는 것이 있고, 상대에

146

작용을 약하게 하는 것이 있고, 상대의 작용에 반발하는 것이 있고, 상대와 반대의 작용을 가지는 것이 있고, 상대의 작용을 쳐 없애는 것이 있다. 일반적으로 이 일곱 약물의 관계는 함께 자세히 살펴보아서 필요로 하는 상대나 작용을 강하게 하는 상대를 사용한다면 좋지만, 작용에 반발하는 상대나 반대의 작용을 가지는 상대를 사용해서는 안 된다. 만일 독이 있으면 독을 눌러야만 하므로 작용을 약하게 하는 상대나 작용을 쳐 없애는 상대를 사용하는 것이 좋다. 그렇지 않으면 함께 사용해서는 안 된다.

『집주본초』에는 「서록」 뒤에 일괄해서 모든 약물에 대한 이 관계가 실려 있는데, 예를 들면 감초(甘草)에 대해서는 〈출(朮)·건칠(乾漆)·고삼(苦蔘)은 이 작용을 강하게 하고, 원지(遠志)는 작용에 반발하며, 대극(大戟)·원화(芫花)·감수(甘遂)는 작용이 반대이다〉.

양명(養命)의 상품, 양성(養性〔生〕)의 중품, 치병(治病)의 하품이라는 삼품 분류는 신선 도교의 영향을 강하게 받았으며, 특히 양명약(養命藥)에 대해서는 〈오랫동안 복용하면 눈을 밝게 하고 기를 증가시키고 몸을 가볍게 해서 나이를 늘린다〉라는 특정 문구를 반복한다. 예를 들면 다음과 같다.

출(朮). 맛은 고(苦)이고 기는 온(溫)이다. 주로 풍한(風寒), 습비(濕痺), 사기(死肌), 경(痙), 저(疽)에 들고, 땀을 거두고, 열을 없애고, 음식물을 소화시킨다. 다려서 먹는다. 오래 복용하면 몸이 가볍게 되고 장생하며, 굶주리거나 하지 않는다. 별명은 산계(山薊)이고 산이나 계곡 사이에 자란다.

신선술적(神仙術的)인 표현도 양성약(養性藥)에 대해서는 훨씬 적고 치병약에는 거의 없다.

원화(芫花). 맛은 신(辛)이고 기는 온(溫)이다. 주로 해역상기(欬逆上氣), 후명천(喉鳴喘), 인종(咽腫), 단기(短氣), 고독(蠱毒), 귀학(鬼瘧), 산하(疝瘕), 옹종(癰腫)에 듣고, 벌레나 물고기를 죽인다. 별명은 거수(去水)이고 시내나 계곡 사이에 산다. (고독[蠱毒]은 바이러스, 세균, 아메바, 리켓치아 등에 의해 일어나는 급성질환: 양충병[恙蟲病], 혈흡충병[血吸蟲病], 급성간염, 간경변, 역리[疫痢], 적리[赤痢] 등.)

원화(芫花)는 하품이다. 이 두 가지 예로부터 『신농본초경』기재의 특징을 알 수 있다. 먼저 약의 성질을 산(酸)·함(鹹)·감(甘)·고(苦)·신(辛)이라는 오미(五味)와, 한(寒)·열(熱)·온(溫)·량(凉)이라는 사기(四氣)로 나타낸다. 유독과 무독에 대한 기재는 극히 드물게 있다. 뒤에 적용증을 열거하고 약효에 대해서도 언급한다. 마지막으로 별명과 서식지를 언급하고 문장을 맺는다. 서식지는 〈산곡(山谷)에 자란다〉든가 〈지택(池澤)에 자란다〉와 같이 간단한 기재에 그치고, 지명을 말하는 일은 없다. 약물에서 나아가 물(物: 동물, 식물, 광물)에 대한 기재에 있어 여기에 무엇이 빠져 있는가를 생각한다면, 본초가 여기서부터 어떻게 발전해 갔을지, 그 방향을 알 수 있다.

도홍경의 『신농본초경집주』가 먼저 행한 것은 본경(本經)에 빠진 것을 「별록(別錄)」을 통해 보충하는 일이었다. 약물의 종류를 늘린 것은 말할 것도 없지만, 이미 채록되어 있는 것에 대해서도, 예를 들어 원화에 대해서는 적용증과 별명을 보충한 후에 다음과 같이 기재했다.

그 뿌리는 촉상근(蜀桑根)이라 하며 개창(疥瘡)을 치료한다. 물고기를 죽이는 데도 사용할 수 있다. 회하(淮河) 원류의 시내나 계곡 사이에 자란다. 3월에 꽃을 따서 음건(陰乾)한다.

어느 지방에서 얻을 수 있는가, 언제 어느 부분을 채취하는가, 음건하는가 양건하는가 등 약물에 관해 필요한 최소한의 기재는 이같이 「별록」을 통해 채워진 것이다. 본경과 「별록」을 합친 것이 본초의 본문이 되었고, 이후의 본초서는 그것에 대한 주석으로 이어져 저술되었다.

자연 분류의 도입

『신농』 뒤에 나타난 본초서는 점차로 박물학적인 색채를 띠기에 이르렀다. 예를 들어 『오보본초(吳普本草)』는 원화(芫花)에 대해서 다음과 같이 기재하였다.

2월에 발생한다. 잎은 푸르고 두껍게 되면서 검어진다. 꽃은 자색(紫色), 적색(赤色), 백색(白色)이 있다. 3월에 열매가 떨어지고부터 잎이 돋아난다. 3월부터 5월까지 꽃을 딴다. (『太平御覽』중「芫華引」)

도홍경의 주석은 약물학적임과 동시에 박물학적인 내용 때문에 눈에 띈다. 예를 들어 다음을 보자.

국(菊)에는 2종이 있다. 한 종은 줄기가 자색으로 향기가 있고 맛은 달고, 수프로 해서 먹을 수 있는 것, 즉 진물(眞物)이다. 다른 한 종은 줄기가 푸르고 크다. 산쑥 같은 냄새가 나고 맛은 쓰며, 전혀 먹을 수 없다. 고억(苦薏)이라 불리며, 진물(眞物)이 아니다. 둘의 꽃은 아주 닮아서, 다만 달고 쓴 것으로 구별될 뿐이다.

또한 그 시선은 종종 민속에까지 미친다. 백합(百合)에 대한 주를 읽어보자.

근린 지방의 여기저기에 있다. 뿌리는 마늘 같아서 수십 쪽이 겹쳐 있다. 사람들은 자주 찌고 삶아서 먹으며, 원래는 지렁이가 서로 얽혀 붙어서 변화하여 생겼다라는 등으로 알려져 있다.

본초 기재의 방향은 도홍경의 주석을 기다려 결정되었다고 말해도 좋다. 『집주본초』이후 본초서는 주에 주가 겹치는 형태를 취해서, 산지(産地), 식물학적 관찰, 약효, 민속 등에 새로운 지견(知見)을 더하였고, 또 전설도 수정하면서 동·식·광물에 관한 방대한 지식의 체계로 성장해 갔다. 『신수본초(新修本草)』(659년)는 『집주본초』의 뒤를 이어서 당대(唐代)에 편찬된 최초의 칙찬(勅撰) 본초서이다. 이 두 의서는 패장(敗醬), 즉 남랑화(男郞花)에 대해 이렇게 쓰고 있다.

근린 지방에서 난다. 잎은 희렴(豨薟)과 닮았고, 대체로 산간에 자란다. 뿌리의 모양은 시호(柴胡)와 닮았다. 냄새가 썩은 된장 같기 때문으로부터 붙여진 이름이다. (『集注本草』)

이 약물은 근린 지방에서는 나지 않는다. 대체로 산간에 자란다. 잎은 미아리아제비와 짚신나물을 닮았고, 군집 생활을 한다. 꽃은 황색, 뿌리는 자색, 오래된 간장색을 하고 있다. 그 잎은 희렴과 닮지 않았다. (『新修本草』)

도홍경이 이룬 또 하나의 큰 공헌은 일종의 자연 분류를 도입했다는 것이다. 삼품 분류는 인위적 분류이다. 그것에 대해서 도홍경은 옥석(玉石), 초목, 충수(蟲獸), 채(菜), 과(果), 미식(米食)이라는 여섯 가지 유목(類目)을 세웠다. 그 분류의 큰 골격으로,

상식(常食)하지 않는 것 / 상식하는 것

이라는 두 항(項)의 대립을 취해서, 그 각각을 삼분할(三分割)했던 것이다.

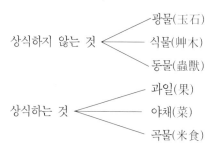

상식하지 않는 것 ── 광물(玉石)
　　　　　　　　── 식물(艸木)
　　　　　　　　── 동물(蟲獸)

상식하는 것 ── 과일(果)
　　　　　　── 야채(菜)
　　　　　　── 곡물(米食)

　그리고 실제 분류에 있어서는 여섯 가지 유목 각각에 대해 『신농본초경』에 따라 상·중·하 삼품을 구분하는 복합 분류법을 채택했다. 명(明)나라 이시진(李時珍, 1518~1593년)의 『본초강목(本草綱目)』(1590년)이 나올 때까지 『신농본초경집주』는 본초 분류의 표준으로 계승되었다.

제 8 장 체계화로의 길
──『난경(難經)』

맥법과 맥론의 확립

『황제내경』은 형성되어 가는 중국 의학의 궤적이다. 분명히 그것은 침구 의학과 의학 이론의 양면에 걸쳐서 커다란 성취를 보였고, 부족한 곳이나 미완인 곳도 많이 있었지만, 어쨌든 중국 의학이라는 건조물의 윤곽을 희미하나마 떠오르게 하였다. 그러나 동시에 거기에는 창성기(創成期)에 붙는 부속물들로 인한 혼란이 있어서, 다양한 기술(技術)이나 이론이 정리되거나 체계화되지 않은 채로, 거의 잡다하게 내던져졌다.

후한(後漢)의 사상가 왕충(王充, 27-90년?)에 따르면 〈한 종류의 병을 고칠 수 있는 자는 교의(巧醫), 갖가지 병을 고칠 수 있는 자는 양의(良醫)이다〉(『論衡』 중 「別通篇」). 양의는 〈능히 그 침약(針藥)을 행하며〉(『論衡』 중 「治期篇」), 깊은 병을 〈침약(針藥)을 사용하여 고쳐서 낫게 한다〉(『論衡』 중 「率性篇」). 양의의 손에 들면 그는 〈1촌(一村)의 침을 놓고 한 덩어리의 뜸쑥을 혈맥의 길에 풀어 독병(篤病)을 치유한다〉(『論衡』 중 「順鼓篇」). 왕충은 당시의 우주론 논쟁에 일가언(一家言)을 토한 자연학자이기도 하다. 위의 말들은 당시에 침구 요법이 약물 요법과 병칭될 정도의 평가를 받았음을 이야기한다.

새로운 의료 기술이자 의료 기술의 혁신으로서 침구 요법이 획득한 평가와 위신이 크면 클수록 침구 의학의 체계화가 절실한 시대적 요청으로 대두되었다. 그것에 응한 것이 『황제팔십일난경(黃帝八十一難經)』, 보통 『난경(難經)』이라 약칭되는 의서이다. 진월인(秦越人), 즉 편작의 저작이라 전해지고 있는 것은 물론 가탁(假託)이지만, 내용의 정합성(整合性)에서 볼 때 아마 한 저자에 의한 작품일 것이라 나는 생각한다. 확실한 출간 연대는 모른다. 다만 『상한잡병론(傷寒雜病論)』에 실린 장중경(張仲景)의 「서(序)」가 집필시 이용한 의서 중 하나로 『팔십일난(八十一難)』을 들고 있으므로, 그것보다 앞선 저작임에는 틀림없다.

한마디로, 침구 요법을 체계화한다고 해도 그때까지 축적되어 온 모든 성과를 처음부터 짜넣는 것은 도저히 불가능했다. 당시에 필요했던 것은, 맥락도 없이 내던져져 있는 지식의 산에 맥락을 이어주는 원리를 찾아내서 체계화의 논리를 붙이는 일이었다. 『난경』의 저자는 그 때문에 대담한 수단으로 나왔다. 첫째, 취급 범위를 침법에 한정시켰다. 즉 약법 등은 말할 것도 없이 침법과는 수레의 두 바퀴라고도 할 구법(灸法)까지도 배제하였다. 둘째, 목표를 우선 맥법과 맥론으로 정하고 전체의 반 이상을 할애하여 그것을 논했다. 전체는 「맥법」, 「맥론」, 「경락」, 「장부(臟腑)」, 「질병」, 「경혈(經穴)」, 「침법」 등 여섯 부분으로 구성되었다.

맥(脈)의 기(氣) 대순환

『난경』의 제1란(難)은 다음과 같은 질문으로 시작한다. 즉 난(難)이란 무엇인가.

십이경맥에는 모두 박동하는 장소가 있다. 그런데 촌구부(寸口部)만으로 맥을 짚어서 오장육부, 생사길흉을 진단하는 것은 어떤 의미가 있는가.

『난경』이 선택한 맥법의 기본 원칙이 이 말 속에 확연히 표현되어 있다. 그때까지 여러 가지 조합으로 쓰여 온 머리나 목 또는 수족 등에 산재하는 박동 장소를 모두 버리고, 진맥 부위를 손목의 촌구부 중 한 곳으로 줄인 것이다.

촌구부로 일체의 맥을 짚는 것이 가능하다는 근거는 맥의 기 (氣) 대순환에 있었다. 『영추』의 「오십영(五十營)」, 「맥도(脈

度)」,「영위생회(營衛生會)」,「위기행(衛氣行)」등 전편에 따르면, 영기(혈액)의 대순환은 하루 100각(刻)으로 일주천(一周天)하는 태양[天]의 운동에 조응하고 있다. 사람이 1회 숨을 내쉬거나 혹은 들이쉬면 기(氣)는 3촌(寸) 전진한다. 1호흡(呼吸, 식[息])이면 기는 6촌 전진한다. 십이경맥의 길이는 합쳐서 16장(丈) 2촌이다. 영기는 270식(息)으로 체내를 한 번 순환한다. 1주야(晝夜)에 13,500식(息), 순환하기를 50회, 그것을 1주(周)라 한다. 중집(中集)을 나와 수태음맥(手太陰脈)으로부터 순환을 시작하는 영기는, 일주해서 하루 순환의 출발점에 돌아오는데, 『영추』의 표현에 따르면 〈50도(度)로 해서 다시 크게 수태음에 모인다」(「營衛生會」). 그 〈수태음〉을 『난경』은 〈수태음촌구(手太陰寸口)〉라 해석했다. 촌구부는 수태음맥을 따라 있다.

50회로 수태음의 촌구에 되돌아온다는 것은 오장육부의 기 순환이 거기서 끝나 다시 시작하는 것이다. 그래서 진맥의 기준을 촌구에서 구하는 것이다. (「一難」)

이 같은 표현은 동쪽 하늘에서 뜨는 태양의 운동과 그 회전에 대한 유비에서 유래한 것인데, 요컨대 맥이란 장부를 지나 경맥을 거쳐서 전신을 순환하는 영기의 운동이기 때문에 촌구부로 모든 경맥의 이상을 진단할 수 있다는 것이다.

십이경맥이 하나로 이어져서 대순환의 경로를 이룬다는 사상은 『황제내경』에도 있었다. 계량해부학이 가져온 최고의 선물 중 하나는 바로 이 사상이었다. 백고파나 기백파는 육양맥(六

陽脈) 연쇄의 양끝이 육음맥(六陰脈) 연쇄의 양끝에 이어져, 전체로서 하나의 회로 형태를 이룬다고 생각했다. 이 경우 양맥(陽脈)의 연쇄는 다음과 같이 보았는데, 음맥은〈음분(陰分)〉으로 일괄하고 순서를 나타내지는 않았다(『靈樞』중「衛氣行」).

족태양(足太陽) ── 수태양(水太陽) ── 족소양(足少陽) ── 수소양(手少陽) ── 족양명(足陽明) ── 수양명(手陽明)

다만 『영추』중 「영기(營氣)」 편만은 영기의 흐름을 논해서, 각 경맥의 말단은 지맥(支脈) 등을 거쳐 별도의 경맥에 합친다고 하면서 수족의 음양맥이 교호(交互)로 나타나는 순서를 기재했다.

그것을 이어받아서 오랫동안 정론(定論)이 된 간명한 설(說)을 제창한 것은 『난경』이었다.

경맥이란 혈기를 돌게 하고 음양의 기를 유통시켜서 신체를 활동시키는 것이다. 그 시작은 중초(中焦)에서 수태음과 양명으로 흘러들고, 양명에서 족양명과 태음으로 흘러들고, 태음에서 수소음과 태양으로 흘러들고, 태양에서 족태양과 소음으로 흘러들고, 소음에서 수심주(手心主)와 소양으로 흘러들고, 소양에서 족소양과 궐음(厥陰)으로 흘러들고, 궐음에서 재차 환류하여 수태음으로 흘러들고, 다시 십오낙맥(絡脈)을 분기시킨다. 모든 것은 그 원(原)에서 일어나 고리와 같이 끝이 없으며 두루두루 돌아서 흘러들어, 촌구와 인영(人迎)에 도달하므로 의사는 거기서 여러 가지 병을 판별하여 환자가 죽을지 살 수 있을지를 판단한다. (「二十三難」)

십오낙맥 설은 이미 『영추』 중 「경맥」에 나타나 있다. 여기서 말하는 촌구와 인영에 대해서는 뒤에 서술한다. 경맥 순환의 경로를 〈그림 17〉에 정리해 놓았다. 이 대순환 설에 따라 맥법과 맥론의 기본 원리가 확립되었다고 말해도 좋다.

『난경』은 진맥 부위를 촌구부로 좁힌 것만이 아니다. 『황제내경』에서는 촌과 척의 2곳에서 취한 맥에 다시 또 관(關)을 더했다. 전완요골의 경상돌기가 관으로서, 관의 앞〔손목〕에 촌(寸), 뒤〔팔꿈치〕에 척(尺)이 있다. 촌, 관, 척 3곳에 세 손가락을 대는 방식은 진맥의 가장 표준적인 방법으로서 오늘날까지 쓰이고 있다.

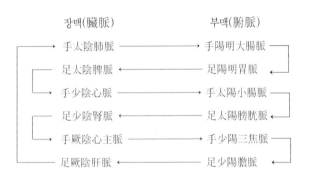

그림 17 경맥 순환의 경로

맥법의 통합

『난경』은 촌관척 방법으로 맥법 역사의 흐름에 끝을 맺음과 함께, 『황제내경』에 명칭만 나타나는 옛 맥법을 위시한 여러 맥법에 대해 기술하고, 종종 원래의 것과는 다른 해석을 내려서 맥법을 총합하려고 시도했다. 그중 『난경』의 체계화 방법을 가장 선명하게 나타내고 있는 것은 삼부구후(三部九候) 맥법이다. 『황제내경』에서는 머리, 손, 발 각각의 3곳에서 맥을 짚는 방법이 〈삼부구후〉였다. 그러나 『난경』의 그것은 전혀 다르다.

> 삼부(三部)란 촌(寸), 관(關), 척(尺)이다. 구후(九候)란 부(浮), 중(中), 침(沈)이다. 상부(上部)는 하늘[天]의 모양을 따서 가슴 위부터 머리까지의 질환을 다스린다. 중부(中部)는 사람[人]의 모양을 따서 횡경막 밑부터 배꼽까지의 질환을 다스린다. 하부(下部)는 땅[地]의 모양을 따서 배꼽 밑부터 발까지의 질환을 다스린다. (「十八難」)

부, 중, 침은 맥을 짚을 때 손가락을 갖다대는 방식을 나타내고, 피부에 가볍게 대는 것이 부(浮), 뼈에 닿도록 강하게 누르는 것이 침(沈), 중(中)은 그 중간을 말한다. 머리, 손, 발을 촌, 관, 척에 전위(轉位)해서 3개의 박동 부위를 3가지의 갖다대는 방식으로 치환해 버린 것이다(〈표 8〉. 〈표 1〉과 비교).

이 두 가지 방식으로 실제로 맥을 짚었을 경우, 과연 같은 결과가 나올지는 모르겠다. 그러나 『난경』의 저자에게 묻는다

표 8 『난경』의 삼부구후

부(部)	후(候)	진단하는 질환 부위
촌(寸)	부(浮) 중(中) 침(沈)	상부(하늘〔天〕에 해당) 머리〔頭〕-가슴〔胸〕
관(關)	부 중 침	중부(사람〔人〕에 해당) 횡격막〔膈〕-배꼽〔臍〕
척(尺)	부 중 침	하부(땅〔地〕에 해당) 배꼽〔臍〕-발〔足〕

면 이론적으로는 같다고 대답할 것이 틀림없다. 맥의 순환이 그것을 확실히 뒷받침한다고 할 수 있다. 여하튼 이렇게 해서 삼부구후는 촌관척 맥법에 흡수되어 통합되었다.

그러면 인영촌구법은 어떤가. 앞에 인용한 「이십삼난(二十三難)」 외에 『난경』에는 촌구와 인영에 대한 설명이 없으므로, 확실한 것은 아무것도 말할 수 없다. 다만 〈촌구부에서 맥을 짚는다〉는 『난경』의 일관된 입장으로 보아, 앞의 인용에 나타난 인영도 삼부와 마찬가지로 전위(轉位)되어서 촌구부의 한 부위였을 만도 하다. 시대는 조금 내려가지만 삼국 시대 위(魏)의 태의령(太醫令)이었다고 추측되는 왕숙화(王叔和)의 『난경』에 〈관전일분(關前一分)은……, 좌(左)를 인영(人迎)이라 하고, 우(右)를 기구(氣口)라 한다〉(卷 1)라는 말이 있다. 촌, 관, 척은 모두 다 한 점이 아니라 일정한 넓이를 가진다. 그 넓이를 몇 개인가로 등분한 1단위를 일분(一分)이라 한다. 관전일분(關前一分)이란 관(關)의 영분(領分) 앞인 촌의 영분으로, 경계선에

160

서 일분(一分) 들어간 장소를 가리킨다. 거기를 왼손이면 〈인영〉, 오른손이면 〈기구〉라 부른다. 그리고 인영과 기구를 기준으로 한 맥 진단의 실제에 대해 서술하고 있다(권2). 『황제내경』에서는 촌구를 기구라고도 했다. 그렇다면 「이십삼난」에서 말하는 촌구, 인영은 『맥경』에 나타난 기구, 인영과 같은 것을 가리킨다.

만일 그렇게 가정할 수 있다면 인영촌구 맥법도 또한 삼부구후 맥법과 같이 촌관척 맥법 속에 흡수, 통합되었다는 것이 된다. 어느쪽이라 하더라도 『난경』의 삼부구후와 『맥경』의 인영, 기구는 촌관척 맥법을 구성하는 중요한 요소로서 후세에도 이용되었다.

맥의 체계

『황제내경』은 십이경맥, 십오낙맥 외에 양유(陽維), 음유(陰維), 양교(陽蹻), 음교(陰蹻), 형(衡), 독(督), 임(任), 대(帶)라는 여섯 맥을 기재하고 있다. 『난경』은 그것을 기경팔맥(奇經八脈)이라 일컬었다. 기(奇)란 보통이 아니라는 의미이다. 『난경』에 의하면 경맥의 구속을 받지 않기 때문에 기경이라 부른다고 한다. 기경팔맥의 작용을 경락(經絡) 체계와 관련 짓는 데 있어서, 『난경』이 근거로 한 것은 수계(水系) 모델이었다. 『황제내경』에도 십이경맥을 십이경수(經水, 大河)에 비유한 발상이 있었지만, 『난경』의 모델은 인공 수로에 호수를 조합시켜 일층 명확한 상(像)을 맺고 있다.

성인(聖人)은 계획해서 수로[水道]를 건설하고, 수로를 통해 예기치 않은 일에 대비한다. 비가 오고 수로가 차서 넘치는 바로 그때에 비가 폭포같이 쏟아지면, 성인은 더 이상 계획대로 옮길 수 없다. …… 수로가 차서 넘치면 물은 깊은 호수에 흘러든다. 때문에 성인은 제어할 수 없다. 그리고 사람의 경우는, 맥의 기가 왕성하면 팔맥(八脈)에 흘러들어 환류하지 않는다. 때문에 십이경맥도 그것을 구속할 수 없다. (「二十八難」)

십이경맥은 환류하는 수로이다. 수로는 제어 장치를 갖추고 있지만, 예상을 넘은 큰비가 되면 그것도 듣지 않고, 물은 기경 팔맥의 호수에 흘러든다. 환류계로부터 떨어진 호수는 더 이상 수로의 제어 기구 밑에 있지 않는다.

전신을 순환하는 수로 본류의 경맥과, 경맥에서 갈라져 경맥 사이를 잇는 지류의 낙맥과, 넘쳐난 본류의 물을 저수호의 기경(奇經) 등 세 요소로 구성되는 수계(水系)가 바로 『난경』이 잡은 맥의 체계였다.

삼초(三焦)

『난경』의 맥 이론은 생명론 및 장부론(臟腑論)과 깊이 결부되어 있다. 그 연관을 집약한 말을 읽어보자.

여러 가지의 십이경맥은 모두 물(物)을 생성하는 기(氣)의 원(原)와 관련 있다. 소위 〈물을 생성하는 기의 원〉이란 십이경맥의 근본을 말하는 것으로, 신(腎, 콩팥) 근처의 생동하는 기(신간〔腎間〕의 동기〔動氣〕)를 말한다. 이것은 오장육부의 본(本), 십이경맥의 근(根), 호흡의 문(門) 등 삼초(三焦)의 원(原)으로서, 별명을 〈사(邪)를 막는 신(神)〉이라고도 한다. 원래부터 기(氣)는 사람 생명의 근본으로서, 뿌리가 죽으면 줄기나 잎은 말라버린다. (「八難」)

〈신간(腎間)의 동기(動氣)〉라 할 때의 신간은 배꼽 밑, 말하자면 제하단전(臍下丹田)을 가리킨다. 거기에 사람 생명의 근원이 있다.

배꼽 밑, 콩팥 근처의 생동하는 기(氣)는 사람의 생명으로서, 십이경맥의 근본이다. 때문에 원(原)이라 이름 붙인다. (「六十六難」)

앞에서 인용한 「이십삼난(二十三難)」에 〈모든 것은 그 원(原)에서 일어난다〉고 한 것은 〈신간의 동기〉를 가리킨다. 신간의 동기는 경맥을 돌아서 사람의 생명력을 유지시키는데, 그것에는 삼초의 일(작용)이 연관되어 있다.

『난경』은 장부론에도 많은 쪽을 할애하였다. 입에서 항문에 이르는 내장과 그 밖의 기관의 모양이나 크기나 용량 등을 기재하여, 『황제내경』에는 일부 누락된 계량해부학의 성과를 남김없이 전했다. 그럼에도 불구하고 생리학에 있어서 가장 중시했던 것은 「삼십팔난(三十八難)」에 〈모든 기(氣)의 유지를 주관하며 이름은 있어도 형체는 없다〉고 정의한, 계량해부학에서는 붙잡아낼 수 없는 무형의 삼초였다.

삼초(三焦)는 원(原)의 기(氣)의 특별한 사자(使者)이다. 삼기(三氣)를 유통시키고, 오장육부 사이를 순력(巡歷)시키는 것이 본성이다. 원(原)이란 삼초의 경칭(敬稱)이다.

삼기(三氣)는 『황제내경』에서 유래한 말인데, 여기서는 『태소(太素)』의 「양상선주(楊上善注)」에 따라 양(陽)·음(陰)·화(和)의 기라 이해해 두자. 양은 하늘〔天〕의 기, 음은 땅〔地〕의 기, 화는 사람〔人〕의 기이다.

그러면 『난경』에서는 삼초의 생리 작용을 어떻게 다뤘을까. 「삼십일난(三十一難)」이 제시한 설명은 『황제내경』의 그것과 전혀 다르다.

삼초는 물이나 곡물의 통로이고, 기(氣)(의 운행)가 끝나서〔終〕 시작하는〔始〕 곳〔所以〕이다.

이것은 원래 인후(咽喉)에 대한 정의였는데, 인후를 대신해서 삼초를 육부(六腑) 속에 넣었을 때, 상하(上下)라는 말을 종시(終始)로 고쳐서 그대로 삼초의 정의에 응용한 것이다. 계속해서 보자.

상초(上焦)는 심장 아래에 있는 횡격막의 밑인 위(胃)의 분문에 있다. 물이나 곡물을 넣어서 나오지 않도록 하는 것이 본성이다. ……

중초(中焦)는 위[胃袋]의 중앙부에 있다. 물이나 곡물을 올리거나 내리지 않고 부패, 난숙(爛熟)시키는 것이 본성이다. ……

하초(下焦)는 방광의 상구(上口)에 상응한다. 난숙한 물이나 곡물을 맑은 것과 탁한 것으로 분리해서 나고 들지 않도록 하여 전도(傳導)하는 것이 본성이다.

상초는 위기(衛氣)를, 중초는 영기(營氣)를 내보낸다고 한 『황제내경』과 달리 여기에 기술되어 있는 상·중초는 오늘날의 눈으로 보면 실로 위(胃)의 작용 외에 아무것도 아니다. 마찬가지로 소장(小腸)의 작용을 포함하고 있는 것 같은 하초는 그 작용역(作用域)이 바로 제하신간(臍下腎間)에 해당한다. 하초는 중초에서 죽상(粥狀)이 된 음식물에서 맑은 것을 분리(소화와 흡수)해서 경맥에 전도(傳導)한다. 삼초라는 작용에 의해 음식물에서 분리되는 이 맑은 기(氣)야말로 〈신간의 동기〉이자 사람 생명의 근원이다. 북송(北宋)의 정덕용(丁德用)이 적절히 주기하고 있듯이, 삼초(三焦)는 〈물(物)을 생성하는 기(氣)의 원(原)〉이다.

진료법의 체계화

『난경』은 병인에 있어 내인과 외인을 구별했는데, 그중에서도 중시한 것은 오사(五邪)라 부른 다섯 종류의 외인성 병이었다. 장부와의 관계에서 병을 논하는 데 그 특색이 있고, 구체적으로는 적취(積聚, 장부에 생기는 덩어리), 상한(傷寒, 발열하는 감염증), 한열(寒熱, 한과 열이 교호하는 병), 광전(狂癲), 두통, 심통(心痛)에 대해 자세한 맥상(脈象)이나 증후를 적고 있다. 그러나 여기서는 병리학에 깊이 들어가지 않고 진단법과 치료법에 대해 간단히 언급하겠다.

진단법으로서 망(望), 문(聞), 문(問), 절(切)의 사진(四診)을 처음으로 거론한 것은 『난경』이었다. 〈그 오색(五色)을 보고 그 병을 안다〉는 것이 망(望), 〈그 오음(五音)을 듣고 그 병을 구분한다〉는 것이 문(聞), 〈그 바라는 바의 오미(五味)를 물어서 그 병이 일어난 곳을 안다〉는 것이 문(問), 〈그 촌구(寸口)를 살펴 허실을 보아서 그 병과, 병이 생긴 장부의 위치를 안다〉는 것이 절맥(切脈)이다. 그런데 여기서도 그 편린이 엿보이듯이 『난경』은 오행설(五行說)에 기초하여 논(論)을 펼치는 경향이 강하다. 그것은 논지를 분명하게 하는 데 도움이 됨은 물론 유형화된 결과를 얻는 데도 도움이 된다. 오유(五兪)의 체계도 그중 하나이다.

오유(五兪)란 십이경맥 각각으로부터 다섯 개씩 뽑아낸 급소로서, 용수(湧水)가 흘러 내〔川〕가 되고 그것이 호수로 흘러들기까지의 경과에 비유되어 정(井), 형(滎), 유(兪), 경(經), 합

표 9 십이경맥의 오유(五兪, 六十六穴)

장부(臟腑)	정(井)	영(榮)	유(兪)	원(原)	경(經)	합(合)	경맥(經脈)
肺	少商	魚際	太淵		經渠	尺澤	手太陰脈
心主	中衝	勞宮	大陵		間使	曲澤	手厥陰脈
肝	大敦	行間	太衝		中封	曲泉	足厥陰脈
脾	隱白	大都	太白		商邱	陰陵泉	足太陰脈
腎	湧泉	然谷	太谿		復留	陰谷	足少陰脈
心	少府	少衝	兌骨		靈道	少海	手少陰脈
膀胱	至陰	通谷	束骨	京骨	崑崙	委中	足太陽脈
膽	竅陰	俠谿	臨泣	邱墟	陽輔	陽陵泉	足少陽脈
胃	厲兌	內庭	陷骨	衝陽	解谿	下陵	足陽明脈
三焦	關衝	掖門	中渚	陽池	支溝	天井	手少陽脈
小腸	少澤	前谷	後谿	腕骨	陽谷	小海	手太陽脈
大腸	商陽	二間	三間	合谷	陽谿	曲池	手陽明脈

(合)이라 불린다.

용출(湧出)하는 장소를 정(井)이라 하고 머무는 장소를 형(榮)이라 하며, 쏟아내는 장소를 윤(輸〔兪〕)이라 하고 흘러가는 장소를 경(經)이라 하며, 흘러드는 장소를 합(合)이라 한다. (『靈樞』중「九針十二原」)

〈표 9〉를 보자. 오유(五兪)의 혈(穴)은 모두 전완(前腕)과 하퇴(下腿)에 있다.

자법(刺法)에 있어서 『난경』이 행한 시도도 극히 대담한 것이었다. 365혈(穴)이라 불리는 급소 중 오유혈(五兪穴) 66개만을 골라서 그 외는 모두 버리고 자법을 논했던 것이다. 『난경』

은 원(原)이라 불리는 급소를 삼초(三焦)의 기(氣)가 〈머무는 곳〉이라 해서 중히 여겼다. 오장의 경우는 유(兪)의 급소가 다름 아닌 원(原)이며, 〈오장육부에 병이 있을 때는 그 원(原)을 취한다(침을 놓는다)〉(「六十六難」)고 한다. 삼초론이 자법에까지 일관(一貫)하고 있다.

『난경』이 행한 또 하나의 개혁은 보사(補瀉)의 기법이었다.

보사(補瀉)는 호흡해서 침(針)을 빼고 넣는 것이 아니다. (「七十八難」)

즉 환자의 호흡을 살펴서 침을 찌르거나 빼는『황제내경』의 방식을 거부했던 것이다.

『난경』은 맥법과 맥론을 확립함으로써 중국 의학을 강고한 토대 위에 올려놓았다. 그것은 오래도록 중국 의학의 범형(範型)이 되었다. 그리고 이론과 기술을 간소화해서 체계화의 방향도 제시했다. 그 때문에『황제내경』이 지니고 있던 혼돈스러운 풍요로움을 잃기는 하였지만, 그것은 부득이한 결과였다고 말할 수밖에 없다.

제 9 장 임상 의학의 확립
──『상한론(傷寒論)』

『상한잡병론(傷寒雜病論)』의 출현

후한 말 장중경(張仲景)의 저작인『상한잡병론』의 출현은 중국 의학의 역사에 있어 몇 손가락 안에 꼽히는 획기적인 사건이었다.

첫째, 그것은 실재한 저자 한 사람이 쓴 최초의 의서였다.『황제내경』은 많은 저자들의 문장을 모은 논집으로서, 개개의 문장에 저자의 이름이 없다.『난경』은 아마 개인의 저작이었겠지만 저자는 전설적인 명의의 이름을 빌려 그 배후에 모습을 감추었다.『상한잡병론』의 저자는 처음으로 이름을 밝혔고, 개인적인 집필 동기를 그 서문에 실었다. 춘추전국 시대부터 전한에 이르는 시기에는, 의사는 개인으로서보다 집단으로서 존재하였다. 그러나 후한대가 되자 학파의 소멸이 상징하듯 집단의 해체가 진행되었다. 그 속에서 『난경』 같은, 체계화에 대한 강한 지향성을 감춘 개인의 저작이 생겨난다. 의학의 개인화 시대가 다가왔던 것이다. 그리고 그 도래를 명확히 선언한 것이 장중경의 『상한잡병론』이었다.

둘째, 장중경이 쓴 원래의 텍스트는 전해지지 않아서 어디까지나 추측이지만, 그것은 어떤 원리에 바탕해서 구성된 최초의 임상 의학서였을 것이다. 그전까지의 임상 의학서인 『오십이병방(五十二病方)』이나 후한 전기의 출토 의서인 『무위한대의간(武威漢代醫簡)』은 대증 요법의 무질서한 집성에 지나지 않았다. 병별로 분류되어 있어도 뭔가 확실한 원리가 있어서 배열되었다고는 보이지 않는다. 치료법에는 약의 내복과 외용, 침구, 훈증, 입욕(入浴), 관수(灌水), 엄법(罨法), 외과 수술부터 주술까지 포함되어 있었다. 장중경은 외과 수술과 주술 요법을 배제하여 임상 의학서를 체계적으로 구성하는 원리를 이끌어냈다고 여겨진다.

셋째, 이 책은 내복약, 그것도 탕액(湯液, 다린 약)을 중심으로 하는 요법과 약의 처방을 집성했다. 약물 외에도 침구 등 여러 요법을 취급하고 있지만, 압도적인 부분을 점하는 것은 탕법(湯法)이다. 진한(秦漢) 시대에 들어서 활발히 탕법을 이용한 성과의 결정체가 이 책이다.

넷째, 그것은 진단법과 약물을 주체로 하는 치료법을 긴밀히 결합한 최초의 임상 의학서였다. 침구 요법이 낳은 맥진(脈診)을 중심으로 하는 진단법은 진한 시대에 약물 요법가에게도 채용되었으며 침구 요법가도 어느 정도는 약을 사용하였다. 그 경험 속에서 점차로 개개의 맥상이나, 증후와 효과적인 약과의 관계가 인식되어 지식으로서 집적되었다. 장중경은 『소문』 중 「열론편(熱論篇)」에서 보는 상한(傷寒), 즉 열을 동반하는 감염증에 대한 기술을 기초로, 상한에 걸린 경우의 삼음삼양(三陰三陽) 병의 맥상이나 증후를 유형화해서 기재하고 그 하나하나에 대한 약의 처치를 대응시켰다. 맥증(脈証)을 유형화해서 그것에 치료법을 대응시키는 방식은 『황제내경』의 인영촌구 맥법에서 싹텄다. 그러나 장중경이 내세운 대응 관계는 상세할 뿐 아니라 후세의 상한론 연구자들이 하나의 맥증 유형을 하나의 약명으로 부르게 될 만큼 긴밀했다. 그리고 그것은 새로운 진료 체계의 성립을 촉진하였다.

개인이 의학을 담당한다

장중경은 정사(正史)에 기록이 없어서 생애에 대해 자세한 것은 아무것도 알지 못한다. 『상한잡병론』은 그 후 2부로 나뉘어져 상한은 『상한론(傷寒論)』, 잡병은 『금궤요략방론(金匱要略方論)』으로 전해지고 있다. 그 『상한론』을 교정해서 1065년에 간행한 북송(北宋) 임억등(林億等)의 『상한론서(傷寒論序)』에 의하면 다음과 같다.

명의록(名醫錄)에 이렇게 전한다. 남양(南陽, 河南) 사람. 이름은 기(機), 자(字)는 중경(仲景), 효렴(孝廉)에 추거(推擧)되어 관리가 되었고 장사(長沙) 태수로 승진했다. 처음 의술을 동군(同郡)의 장백조(張伯祖)에게서 배웠다.

효렴은 학문 등에 뛰어난 민간인이 추천되어 관리가 되는 제도였다. 전해진 개인 기록은 이것뿐이다.

『상한잡병론』에서는 다행히 장중경이 「자서(自序)」에 집필 동기나 이용한 의서 등에 대한 기록을 남겼다. 건안(建安)은 후한 말의 연호이다.

나의 일족은 원래 수가 많아서 이전에는 200명이 넘었다. 그런데 건안(建安, 196-220년)이라 연호를 쓰게 되고부터 10년도 지나지 않아 그중 3분의 2가 사망하였고, 10분의 7은 상한에 걸렸다.

상한의 유행으로 일족의 반수 가까이를 잃은 장중경은 사자들에 대한 비상(悲傷)의 탄식을 한 후 의서 저작에 나섰다.

지나간 옛날의 사라지는 모습에 마음이 움직이고 젊은 죽음을 구할 수단이 없음에 가슴이 찢어져서, 힘을 다하여 고법(古法)을 찾고 널리 많은 처방을 모아 『소문』, 『구권(九券)』, 『팔십일난(八十一難)』, 『음양대론(陰陽大論)』, 『태려약록(胎臚藥錄)』 등에서 평맥변증(平脈辨証)을 선별하여 이용함으로써 『상한잡병론』16권을 만들었다. 수많은 병을 남김없이 고칠 수는 없지만 적어도 병을 보아 그 병원(病源)을 알 수 있게 하고 싶다. 만일 내가 모은 것을 잘 생각할 수 있는 사람이라면 반드시 수긍해 줄 것이다.

이름도 없는 주위의 사람들, 무엇보다 나이 어린 사람들을 죽음에서 지키려 한 동기는, 의사로서 전혀 새로운 정신의 존재 방식을 보여주었다. 예를 들면, 관료의 병도 고칠 수는 있지만, 가능하면 왕후(王侯)의 시의(侍醫)가 되기를 바랐던 『황제내경』의 의사들이나, 다음과 같은 순우의(淳于意) 등과는 거리가 먼 지평(地平)에 있었다.

제후들 사이를 걸어서 돌아다니며 집에는 전혀 머물지 않고, 혹은 사람을 위하여 병을 치료하려 하지는 않아서, 병자 중에는 그를 미워하는 자가 많았다. (『史記』 중 「倉公傳」)

거기에는 이론(異論)의 여지없이, 개인으로서 의학을 담당하려 일어서는 의사가 탄생하고 있었던 것이다.

장중경의 의서들

장중경이 이용한 의서 중 『구권』은 책이름으로서는 무뚝뚝하지만, 당(唐)나라 왕도(王燾)의 임상 의학서인 『외대비요(外臺

秘要)』(752년)에 인용되었고, 그 문장으로 미루어 오늘날의 『영추』에 해당하는 책으로 보인다. 그런데 서진(西晉)의 황보밀(皇甫謐)은 다음과 같이 서술하였다.

『칠략(七略)』이나 『한서』 「예문지」에 맞추어 보면 『황제내경』 18권으로 보인다. 지금은 『침경(鍼經)』 9권과 『소문』 9권이 있어 도합 18권, 그것이 내경(內經)이다. (『黃帝三部鍼灸甲乙經』 중 「序」)

『침경』은 『구권』과 같은 책의 별도 계통의 텍스트인가. 『십팔일난』은 말할 것도 없이 『난경』이다. 『음양대론』은 현존하는 『상한론』 권 2의 「상한례(傷寒例)」에 인용되고 있는데, 어느 범위가 인용문인지 알 수 없다. 마찬가지로 평맥변증(平脈辨証)은 아마 『상한론』 권 1의 「변맥법(辨脈法)」 및 「평맥법(平脈法)」에 해당할 것이다. 이상은 모두 맥법이나 침구에 관련된 책이다. 그렇다면 『태려약록법(胎臚藥錄法)』만이 약물 요법서였다는 것이 된다. 이 책이 없어졌기 때문에, 유감이지만 장중경이 어디까지 과거의 축적에 의거했고 어디를 새로 창출했는가는 명확하지 않다.

장중경이 완성한 것은 『상한잡병론』 16권이다. 그러나 그가 쓴 문장이 그것으로 그치지 않았음은 황보밀의 말에서 엿볼 수 있다.

중경(仲景)은 이윤(伊尹)의 『탕액(湯液)』을 범위를 넓혀서 수십 권으로 논했고, 그것을 이용하여 꽤 효험을 얻었다. 근대에 태의령을 지낸 왕숙화(王叔和)는 장중경에 관한 책을 편찬하였는데, 논(論)의 선택 방식이 대단히 뛰어나다. (『黃帝三部鍼灸甲乙經』 중 「序」)

은(殷)의 현신(賢臣) 이윤이 『탕액』을 지었다고 하는 것은 문화 영웅에 의한 기술 기원 설화일 뿐이며, 출전(出典)으로서는 이 「서(序)」가 가장 오래되었다. 또한 고담(高湛?)의 『양생론(養生論)』은 다음을 통해 황보밀의 말을 뒷받침하고 있다.

왕숙화는……『맥경』 10권을 펴냈고, 『장중경방론(張仲景方論)』을 편집해서 36권으로 꾸며 크게 세간에 칭송되었다. (『太平御覽』)

『장중경방론』은 『상한잡병론』과 어떤 관계인지 알 수 없지만, 어쨌든 상한과 잡병 두 부분을 모두 포함하고 있었을 것이다. 그러나 별도로 잡병을 잘라내고 상한만 독립시켰다고 여겨지는 텍스트도 통용되었다. 유송(劉宋)의 진연지(陳延之)는 임상 의학서 『경방소품(經方小品)』(5세기 후반) 「서(序)」에서, 참고한 책 중 중경의 저작을 들면서 다음과 같이 쓰고 있다.

『장중경변상한병방(張仲景升傷寒幷方)』은 9권이 있지만, 세간에서는 9권이 아니라 몇 권이 있는지 확실히 모른다. 지금은 목록에 따라 고쳐 놓는다.

『장중경잡방(張仲景雜方)』은 8권이 있다.

여기서 말하는 〈목록〉은 『비각사부서목록(秘閣四部書目錄)』, 즉 궁정 도서관의 목록으로서 중경의 책도 선본(善本)이었다고 볼 수 있다. 『잡방』이 혹시 『상한잡병론』의 「잡병」 부분이 아닐까?

덧붙인다면, 진연지는 장중경이 옛 약법(藥法)에 정통했고 한말 이후 그보다 뛰어난 사람이 나오지 않았다고 비평했다. 그리고 스스로 『경방소품』 12권에 대해 가장 간요(肝要)한 것은 사계의 병을 치료하는 제6권이라고 말했는데, 제6권이야말로 상한을 취급한 권이다. 장중경의 저작과 그 의학에는 이미 남북조 시대에 높은 평가가 주어졌음을 진연지는 이야기하고 있다.

진연지의 증언을 뒷받침해주는 것은 『수서(隋書)』 중 「경적지(經籍志)」이다. 거기에는 『장중경방(張仲景方)』 15권과는 별도로 〈양(梁)〉에 『장중경변상한(張仲景弁傷寒)』 10권이 있다. …… 없어지다〉라는 글이 보인다. 10권이라 했지만 같은 계통의 책임에 틀림없다. 그리고 이 계통의 텍스트들이 수대(隋代) 이전에 모두 없어져버린 것은 아닌 듯하다. 『신당서(新唐書)』 중 「예문지」는 『왕숙화장중경약방(王叔和張仲景藥方)』 15권 외에 『상한졸병론(傷寒卒病論)』 10권을 들고 있다. 이것과 『변상한(弁傷寒)』 계통과의 관계는 모르지만, 당대(唐代)까지는 틀림없이 왕숙화 편(編)의 『장중경방』 계통의 본과 별도 계통의 본이 병행하여 이용되었다.

세 가지 요소

『상한잡병론』은 현존하는『상한론』및『금궤요략(金匱要略)』으로 미루어 보아, 세 가지 요소로 구성되었다고 생각해도 좋다. 첫째, 맥론 및 상한의 병리학과 진단법. 상한의 기초는『소문』의「열론편(熱論篇)」에 있고,『난경』도 상한을 논했음은 이미 서술했다.『상한잡병론』이 그 기초의 전개였음은 말할 것도 없다. 둘째, 상한의 맥증(脈証, 맥상과 증후)과 치료법. 장중경의 최대 공헌은 아마 여기에 있었을 것이다. 셋째, 상한 이외 소위 잡병의 맥증과 치료법. 상한에 이용된 진료 방법이 그 외의 병에도 적용될 수 있음을 보여주었고, 임상 의학 전체의 존재 양식을 방향 지었다. 첫째와 둘째를 취급한 것이『상한론』이고, 셋째는『금궤요략』의 주제이다. 특별히 말하지 않는 한 이제부터는『상한론』에 한해서 이야기하겠다.

오늘날 사용되고 있는『상한론』의 텍스트는 금(金)나라 성무이(成無已)가 송간본(宋刊本)에 바탕해서 교감(校勘)하고 주석을 단『주해상한론(注解傷寒論)』(1144년)이다. 송간본이든 주해본이든, 그의『상한론』은 장중경의『상한론』그 자체는 아니다. 그러면 원래의『상한론』은 어떠한 책이었을까 또는 적어도 어떠한 책이었다고 생각되어 왔을까.

사실『상한론』이 어떤 책이었는가를 문헌적 및 의학적으로 명확히 하는 일이야말로, 송대 이후 엄청나게 나타난 상한론 연구를 꿰뚫은 주제였다. 그것을 통해서『상한론』속에 내장되어 있던 의학적 방법, 즉 육경변증(六經辨証)이라 불리는 〈진단=치료)의 방법이 명백해졌고, 그것은 오늘날의 중국 의학을 특징 짓고 있는 변증론치(辨証論治)의 방법으로 발전했다. 때문에 나도 이 문제를 피해서 지나갈 수는 없다.

『상한론』 복원 연구

『상한론』에는 왕숙화의 편집이 가해져 있다고 여겨져 왔다. 황보밀이나 고담의 증언이 그렇게 해석되었던 것이다. 사실 『주해상한론』에는 〈한 장중경 저(漢 張仲景 著), 진 왕숙화 찬차(晉 王叔和 撰次)〉가 보인다. 진(晉)이라고 했지만 왕숙화는 삼국 시대 위(魏)의 태의령(太醫令)이었다는 것이 정설이다. 찬차(撰次)는 편차(編次)와 같으며, 순서를 정해서 편집하는 일을 의미한다. 그러나 상한론 연구자 중 다수는 숙화의 관여가 중경의 문장에 대한 단순 수집과 정리에 지나지 않는다고 보지 않았다. 즉 그들은 숙화가 여기저기에 자기 의견을 덧붙였을 뿐더러, 다시 중경의 문장 외에 다른 저서로부터의 인용이나 자신의 문장 등을 모아 새로이 몇 장(章)을 보충했다고 생각했던 것이다. 이렇게 해서 상한론 연구의 커다란 한 흐름은, 숙화가 가필했거나 증보한 부분을 위시하여 후세의 손으로 된 곳을 삭제 및 수정하여 『상한론』 본래의 모습에 복원함으로써 그 위에 주석을 가하는 쪽으로 향했다. 『상한론』 복원까지는 하지 않더라도 병인이나 맥증(脈証) 또는 치법(治法) 등을 분석하는 경우, 본래의 『상한론』이 어떠한 것이었다는 상정하에 분석하는 것이므로, 모든 상한론 연구자가 각기 본래의 『상한론』을 머릿속에 그리고 있었다고 말해도 과언이 아니다. 복원된 『상한론』의 수는 당연히 논자(論者)의 수만큼 되었다.

현존하는 『상한론』 12권 22장은 다음 다섯 부분으로 구성되어 있다.

(1) 변맥법(弁脈法), 평맥법(平脈法), 상한례(傷寒例) — 3장

(2) 치(痓), 습(濕), 갈(暍)을 변별하는 맥증 — 1장(이하 치습갈[痓濕暍])

(3) 삼음삼양의 병을 변별하는 맥증 및 치료법 — 8장(이하 육경병[六經病])

(4) 곽란(霍亂), 음양역(陰陽易)이 나은 후의 노복(勞復)을 변별하는 맥증 및 치료법 — 2장(이하 곽란노복[霍亂勞復])

(5) 약제 처방의 가(可)·불가(不可)를 판별해야 하는 발한(發汗)·토(吐, 구토)·하(下, 설하), 발한 후의 병, 발한토하(發汗吐下) 후의 병 등을 변별하는 맥증 및 치료법 — 8장(이하 가불가[可不可])

(1)은 맥법 및 상한의 병리학과 진단법이다. (2)의 치(痓)는 경련, 습(濕)은 전신이 아프고 열이 나서 피부가 누렇게 되는 병, 갈(暍)은 더위 먹는 증상을 각각 뜻한다. 치료법의 기재는 없고 상한과의 비교를 위한 것이다. (3)은 태양병부터 궐음병에 이르는, 소위 육경병을 다룬다. (4)의 곽란은 콜레라, 파라콜레라, 세균성 식중독 등을 말하고, 음양역(陰陽易)은 발한이 깨끗

이 낫기 전에 성교해서 일어나는 병을 뜻하며, 노복(勞復)은 예후(豫後)를 살필 동안의 부절제 때문에 일어나는 병이다. (5)는 발한제(發汗劑), 토제(吐劑), 하제(下劑)를 사용해도 좋은 병과 안 되는 병 및 그 약제들을 사용한 후의 병을 다룬다.

이 중에서 모든 논자가 『상한론』이라 인정한 것은 (3)의 육경병이고, 거꾸로 왕숙화의 저술이라 한 것은 (5)의 가불가이다. 나중에 어느것을 취하고 어느것을 버릴까는 거의 논자의 주관에 따라 결정되었다. 〈주관〉대로라고 말해서 지나치다면, 각 논자의 〈의학관이나 질병관에 따라서〉라고 바꾸어 말해도 좋다. 예를 들면 『상한론』 복원 연구의 선구자인 원(元)나라 왕리(王履)의 『의경호회집(醫經湖洄集)』(1368년)은, (1)의 맥법과 (5)의 가불가를 왕숙화의 증보라고 보았다. 그와 달리 명(明)나라 초 황중리(黃仲理)의 『상한류증변혹(傷寒類証弁惑)』(1393년)은 상한례를 포함하는 (1) 전부와 (2)와 (5)에 대한 숙화의 관여를 인정하였고, (1)은 군서(群書)에서 모아 자신의 의견을 덧붙인 것으로, (2)는 『금궤요략』에서 추출한 것으로, (5)는 (3) 속에서 뽑아 재편집한 것으로 주장했다. 방유집(方有執)의 『상한론조변(傷寒論條弁)』(1592년)은 거의 이 설(說)을 답습하면서도 일층 정밀한 고찰을 더해서 복원 연구의 큰 흐름을 만들어냈다.

이 두 가지가 대표적인 견해지만 작자에 관해서는, 왕리에 따르면서 (2)와 (4)를 잡병(雜病)이라 하여 『상한론』에서 배제하는 사람, 왕리와는 반대로 (1)의 맥법을 중경의 것이라 하고 상한례를 숙화의 것이라 생각하는 사람 등 다양하다. 나아가

하나하나의 조문(條文)을 어떻게 볼까에 이르러서는 실로 천차
만별이었다. 그 다양함 때문에 결국은 『상한론』 복원 연구가
『상한론』 복원의 불가능을 스스로 입증해 온 것이다.

하나의 역사관

　『상한론』 복원 연구는 왕숙화가 현존하는 『상한론』을 편집
했다고 하는, 확실하지 않은 혹은 틀린, 논리적으로 무의미한
전제 위에 서 있다. 사실 숙화 편의 『장중경방(張仲景方)』과는
별도로, 숙화 편이라고는 기록되어 있지 않은 다른 계통의 본
(本)도 전해지고 있다. 그렇다고 『상한론』에 숙화의 손이 가해
졌다고 간주할 만한 근거가 절대로 없다고 말하는 것은 아니
다. 『상한론』은 더욱 나중의 사람이 편집한 것이라고 추측하는
데 대한 충분한 정황 증거를 나는 곧이어 뒤에서 보일 것이다.
논리적으로는, 원래의 『상한론』 구성이나 내용을 전혀 모르는
이상, 숙화가 가필 및 증보했다고 주장하는 것에 어떤 의미가
있을까.
　『상한론』 복원 연구를 했던 사람들은 왜 무의미한 전제 위에
서서 불가능한 시도에 계속 도전했는가. 도대체 무엇이 그들의
정열을 지탱하였는가. 정열의 원천은 하나의 역사관에 있었다.
　이 역사관은, 성인(聖人)이 만들어 세운 인류의 규범에 의해
중국 문화가 확립된 것처럼, 장중경의 『상한론』에 의해 임상
의학의 완전한 규범이 세워지고 중국 의학이 확립되었다고 본

다. 방유집에 의하면 《『상한론』은 중경이 의학의 길을 통합하고 가르침을 베풀어 후세에 남긴 경전〉(『刻傷寒論條弁』 중 「敍」)으로서, 장중경은 〈의성(醫聖)〉, 즉 의자(醫者) 중의 성인이었다.

의학의 길의 〈방법〉이 완전히 갖춰진 것은 중경 이후이다. 그 때문에 세간에서는 중경을 〈방법〉의 터를 닦은 사람이라 부른다 (『傷寒論條弁』 중 「削傷寒例」).

〈방법〉의 방(方)은 처방(處方, 치료법), 법(法)은 진단법(脈証)을 의미한다. 『상한론』은 397법(法), 130방(方)을 갖추고 있는데 〈중경보다 앞에는 법(法)이 있고 방(方)이 없었으며, 중경보다 뒤에는 방(方)이 있고 법(法)이 없었다. 방법(方法)을 갖춘 것은 다만 중경의 이 책〉(『傷寒論條弁』 중 「跋」)뿐인 것이다.

장중경의 책은 산실(散失)했다. 왕숙화는 유문(遺文)을 채집해서 『상한론』을 재편집했다. 그때 숙화는 다른 책에서도 채록했고, 또 자신의 의견이나 문장을 덧붙였다. 그 후 다시 성무이(成無已)를 비롯한 몇 사람의 손이 더해져서 현존하는 『상한론』이 되었다. 여기까지는 모든 상한론 연구자의 견해가 일치하였다. 의견의 분기는 여기서부터 시작되었다. 한쪽 극에는 숙화의 편집 공(功)을 높게 평가하여 『상한론』이 무질서하게 변한 데 대한 책임을 오히려 그 후세에 돌리는 사람이 있었고, 다른쪽의 극에는 육경병 이외의 일체를 숙화의 저술이라 보아 『상한론』의 원형을 잃어버리게 된 죄를 오로지 숙화에게 지우는 사람이 있었다. 그 어느쪽을 편든다 하더라도 〈중경의 길은 오히려 더 숨겨져 오늘날에 이르러서는 더더욱 모르게 되었다〉(『傷寒論條辨』 중「削傷寒例」)라고 사태를 인식하는 점에는 변함이 없다. 이렇게 하여 『상한론』을 본래 모습으로 되돌리면서, 중경이 규범으로 내린 〈방법〉을 천명한다는 일이 긴요한 과제로 자각되었고 또한 실천되었던 것이다.

확실히 『상한론』을 복원하는 것은 불가능하다. 그러나 다행이 『상한론』은 모습을 바꾸어서 역사상 세 번 출현하여 텍스트를 남겼다. 첫째는 금대(金代)의 『주해상한론(注解傷寒論)』 본(本)과 그것의 교감기(校勘記)로부터 복원할 수 있는 송간본(宋刊本, 1065년)의 명대(明代) 복간본(復刊本, 1599년, 趙開美 刊)이다. 둘째는 당(唐) 손사막(孫思邈)의 『천금익방(千金翼方)』(7세기 후반) 권 9, 10에 수록된 「상한」이다. 셋째는 삼국 시대 위(魏)의 왕숙화가 쓴『맥경』(220년대) 권 7의 제1 - 18장과 권 8의 일부이다. 이들을 각각 『송간(宋刊)』, 『천금(千金)』, 『맥경(脈經)』이라 하자. 이외에 전해지고 있는 고본(古本)으로『금궤왕함경(金匱王函經)』이 있는데, 권 1의 「증치총례(証治總例)」에 사용된 특수한 용어나 휘(諱, 死者名)로 볼 때 560-70년대의 저작이라 추정되지만, 내용은 기본적으로 『천금』과 같으며 『맥경』과도 크게 겹친다. 이것으로부터 거꾸로 『천금』도 6세기 후반의 저작이라 간주할 수 있겠다.

각각 수세기를 두고 출현한 이 세 가지 텍스트는 세 시대 사람들의 마음에 비친 『상한론』이다. 즉 모든 시대를 통해 하나의 『상한론』이 있었던 것은 아니다. 세 시대의 사람들은 각각 다른 눈으로 『상한론』을 보았다. 『상한론』을 각각 다른 것으로 읽고, 그것을 텍스트에 표현했다. 보는 눈이 다르면, 다른 것이 보인다. 역사가 후세에 남긴 것은 각 시대 사람들이 보고 느낀 『상한론』, 말하자면 〈풍경(風景)으로서의 『상한론』〉이다. 풍경으로서의 『상한론』의 변천은 그대로 중국 의학 발전의 중요한 일면을 날카롭게 잘라 취한 것임에 틀림없다. 그럼 『상한론』의 세 가지 풍경을, 시대를 거슬러올라가면서 하나하나 자세히 살펴보기로 하자.

『상한론』의 풍경

텍스트의 조문(條文)을 내용이라 하고 장(章) 편성을 구성이라 부른다면, 현존 『주해상한론』은 내용이 심하게 기울어진 구성을 취하고 있다. 〈표 10〉에서 알 수 있듯이, (2) · (3) · (4)의 428조에 대해 (5)는 겨우 59조이고, 그것도 그중 세 장에는 한 조의 예외를 빼고는 조문이 없으며, 원래 거기에 속해 있던 83증(証, 條)은 이미 삼음삼양병에 관한 어딘가에서 나타났으므로 중복하여 싣지는 않았던 것이다. 그렇게 삭감한 사람은 물론 주해자인 성무이(成無已)였다. 그렇다면 『송간』(5)의 조수는 원래부터 현존하는 59조에 그 83조를 합쳐 142조가 있었던 것이 된다. 그런데 여기서 말하는 조수(條數)는 맥증이나 일반적 처치를 서술한 조문의 수이다. 처방의 기재는 제외되어 있다.

『송간』의 내용을 『천금』에 대비해서 보면, 487조 중 440조가 『천금』에 있다. 이것은 전체의 9할이다(표 11). 『송간』의 내용

표 10 『주해상한론』의 구성

구분	『송간』 조수(條數)	『천금』에 기재 유무		비고
		有條數	無條數	
(2) 痙濕暍 (3) 六經病 (4) 霍亂勞復	428	410	18 (太陽病 17 / 陽明病 1)	宋1條 → 千2條 2 宋2條 → 千1條 7 } −9 宋3條 → 千1條 2 千金에서의 條數 401
(5) 可不可	59(+83=142)	30	29 (不可汗 11 / 可汗 1 / 不可下 15 / 可下 2)	宋1條 → 千2條 1 +1 千金에서의 條數 31 六經病과의 중복 기재 83 (+83)
합계	487(+83=570)	440	47	
		487		

※ (5)에는 발한(發汗), 토(吐), 하(下)의 가불가(可不可)와 발한 후, 발한토하
후 등 8장(章)이 포함된다. 『주해상한론』에서는 전부 59조이다. 발한 후는
다만 1조뿐으로, 불가토와 발한토하 후는 전혀 조문(條文)이 없다. 그리고
발한 후 31증(証, 條), 불가토 4증, 발한토하 후 48증 등 합계 83조는 삼음
삼양에 속하며, 중복은 싣지 않는다고 씌어 있다. 따라서 59+83=142가
『송간』의 조수(條數)이다. 『천금』에 기재가 없는 조들 중 태양병 11조, 양명
병 1조, 가불가 29조 등 41조는 『맥경』에 기재가 있다. 『송간』과 『맥경』에
없는 것은 태양병 6조뿐이다.

은, 그 전모에 가까운 모습을 이미 당대(唐代)에 내보였다고 해
도 좋다. (2)·(4)는 둘 간에 상위(相違)가 없다. 한편 『송간』에
있고 『천금』에 없는 조문은 태양병과 불가한(不可汗), 불가하
(不可下)에 집중되어 있다. 그 세 장에 손을 가한 텍스트는
『천금』의 텍스트와는 별도로 있었을 것이다. 더욱이 거기에 없
는 조문은 거의 『맥경』에 실려 있다.

표 11 『맥경』과 『천금』과 『송간』의 비교

	『맥경』에 기재된 조수(%)	『천금』에 기재된 조수(%)	『송간』에 기재된 조수(%)
『맥경』	358(100)	·	·
『천금』	316(49.1)	457(100)	431(94.3)
『송간』	342(70.2)	440(90.3)	487(100)

※ 『맥경』의 조수는 다른 둘의 한쪽 또는 양쪽에 기재되어 있다는 조건을 전제한다.

이번에는 『천금』쪽에서 『송간』을 보자. 『천금』의 구성상 특징은 (5) 가불가(可不可)에 해당하는 의기(宜忌) 장(章)이, 발한·토·하 외에 다시 온(溫)·화(火)·구(灸)·자(刺)·수(水) 등의 절(節)을 두었다는 것이다. 온(溫)은 온열약을 복용하는 방법, 화(火)는 불에 가까이해서 따뜻하게 하거나 훈증(薰蒸)하거나 혹은 뜨거운 불침을 놓는 방법, 수(水)는 물을 마시거나 붓는 방법 등을 각각 뜻한다. 발한·토·하의 삼법(三法)에 이 오법(五法)을 합쳐서 팔법(八法)이라 하자. 오법에는 43조가 속하고, 『송간』에서는 32조까지가 삼음삼양의 소양(少陽)을 제외한 오병(五病) 장에 옮겨져 있다. 여기서 추측하여 『송간』은 삼법에 대해 83조를 삼음삼양병에도 중복 기재했지만 오법에 대해서는 주된 조문을 거기에 옮겨버려 장(章) 그 자체를 해체해버렸다고 생각해도 좋다.

그러나 조문의 이행(移行)에 따른 중복 기재는 『송간』에서 시작된 것은 아니다. 〈표 12〉를 보자. 『천금』의 (5) 가불가(可不

12 이행에 따른 조문의 중복 기재

구분	『천금』 조수	『송간』에 기재 유무			비고
		有條數	無條數	移行 조수	
(2) 痓濕暍 (3) 六經病 (4) 霍亂勞復	355(-1) =354	348 (-1)	6	1(發汗 後)	千2條 중복 1 (-1) 千1條 → 송2條 1 千2條 → 송1條 2 } -1 『宋刊』기재 조수 329
(5) 可不可 (宜忌)	144(-41) =103	27	21(-1) =20	96(-40) =56 (六經病)	『宋刊』에 없는 2條 중복 1 (-1) 六經病에도 중복 기재 40 (-40) 內 {4條 중복 1 2條 중복 1} -4
합계	499(-42) =457	375 (-1)	27(-1) =26	97(-40) =57	
		375(-1)+97(-40)=431			

※ 『천금』의 치습갈(痓濕暍)은 독립된 장(章)이 아니라 태양병 장에 포함되어 있다. 『천금』의 (5)에는 상한의기(傷寒宜忌), 발한토하 후 증상을 다룬 2장이 포함되어 있고, 상한의기는 발한(發汗)·토(吐)·하(下)·화(火)·구(灸)·자(刺)·수(水)의 의(宜)·기(忌)·의습(宜濕) 등 15절로 나뉘어 있다.

可, 宜忌)에 속하는 144조 중 96조는 『송간』에서 (3)의 삼음삼양병 장에 나타나는데, 『천금』은 그 96조 중 40조까지를 (5) 외에 (3)에도 중복 기재하고 있다. 비록 내용에는 가감이 있지만, 의기(宜忌)의 144조는 『송간』의 가불가에 원래부터 포함되어 있던 142조와 거의 같은 조수임에 주목하자.

그럼, 삼국 시대 위(魏)의 『상한론』 풍경으로 눈을 옮겨 보자. 당시는 장중경의 『상한론』이 나타난 지 이삼십 년밖에 지나지 않았다. 그런데 『맥경』은 『천금』이나 『송간』과는 세 가지

표 13 맥경의 구성상 특징(권 7, 권 8)

권(卷)	장(章)	내용	수록 조수	합계
권 7	1-17	八法의 可不可 發汗 後 發汗吐下 後	(3)(4)(5)300	300
		熱病	(3)15	15
권 8	2	痓濕暍	(2)15	15
	4	霍亂	(4)3	3
	11	腹滿宿食	(3)1, (5)2	3
	13	衄	(3)2	2
	14	嘔·下痢	(3)15, (5)5	20

※ 내용은 긴 장제목 중 일부를 취한 것이다.

점에서 전혀 다르다. 첫째는 책의 성격이다. 『맥경』은 어디까지나 진단학 의서로서 약의 처방이 일체 생략되어 있다. 둘째는 내용이다. 『천금』과『송간』은 조문의 교차 수록률이 90%를 넘고, 내용도 크게 겹친다. 그러나 『맥경』에는 다른 둘의 조문 중 70% 가량이 실린 데 그쳤다(표 11). 왕숙화가 큰 폭의 취사선택을 했다고 생각해도 좋을 것이다.

셋째는 결정적인 차이인 구성이다. 〈표 13〉을 보자. 권 7의 제 1-17장이 상한에 해당하는데, 18장과 권 8의 여섯 장에도 왕숙화는 조문을 몇 개인가 분산시켰다. 『맥경』은 권 7의 주된 부분이 상한이라 하면, 권 8의 주된 부분(및 권 9의 일부)은 잡병(『금궤요략』에 해당)으로서, 그 사이에 상한을 끼워넣은 것이다. 그러나 치습갈(痓濕暍)은 원래 잡병에 속하는 병(『금궤요략』의 한 장)이었다. 그것을 『천금』에서는 〈상한과 치병(痓病), 습병(濕

표 14 구성의 변화와 조수의 변화

구분	『맥경』	『천금』	『송간』
불가발한(不可發汗)	28	14	13
가발한(可發汗)	45	13	6
발한 후	26		1(→31)
발한토하 후	61	31	0(→48)

※ → 표시는 삼음삼양병으로의 변화를 가리킨다.

病), 열갈(熱喝)은 혼동스럽다〉고 설명하면서 구별하기 위한 방편을 태양병의 처음에 예시하였다. 『송간』도 그것을 답습하였던 것이다.

그러나 풍경으로서의 『상한론』을 여기까지 거슬러와서 볼 때 눈에 띄는 것은 뭐라 해도 (3)의 삼음삼양병이 깨끗이 사라져 버려서 전체가 (5)의 가불가만으로 조립되었다는 것일 게다. 장(章) 편성은 발한·토·하·구·자·수·화의 불가불(不可不)과 가온(可溫), 그것에 발한 후와 발한토하 후의 17병이다. 구성의 변화가 조수에 어떤 변화로 나타났는가를 〈표 14〉에 대비시켜 보자.

『맥경』 권 7 중 팔법의 약을 사용하지 않는 예를 보자.

소음병(少陰病). 이것에 걸리면 하루 이틀은 입 속이 별 탈 없지만 등에 오한이 날 경우, 거기에 뜸을 떠야 한다. (可灸. 『千金』·『宋刊』은 少陰)

소음병. 설사하며 변에 농혈(膿血)이 섞이는 경우, 침을 놓아도 좋다. (可刺. 『千金』은 宜刺, 『宋刊』은 少陰)

소음병. 설사하며 항문에 아픔을 느꼈다면 따뜻하게 해야 하고, 나무나 소금을 구워서 다림질하는 것이 좋다. 다른 방법으로, 탱자 열매를 구워서 문지를 수도 있다. (可火. 『千金』은 宜火, 『宋刊』은 없음)

약과 병용하는 경우도 있다.

태양병(太陽病). 처음에는 계지탕(桂枝湯)을 복용하고, 가슴 통증이 없어지지 않으면 먼저 풍지(風池)·풍부(風府)를 찌른다. 그것이 끝난 후 계지탕을 들면 낫는다. (可刺. 『千金』은 宜刺, 『宋刊』은 太陽)

풍지와 풍부는 목덜미에 있는 급소를 뜻한다. 확실히 잘 사용된 것은 발한·토·하·온에 관한 내용으로, 그것에는 약을 복용하는 경우가 압도적으로 많다. 그러나 구·자·수·화도 널리 이용되었음은 순우의의 치료(〈표 4〉 참조)에 예증이 있다. 구운 소금을 대서 따뜻하게 하는 방식은 『오십이병방』에도 나온다. 팔법은 의료 세계의 이러한 현실 속에서 태어난 치료 방법이자 그것의 집약이었다.

『송간』의 편자는 삼음삼양 장에 있는 조문이 가불가에도 중복 기재되어 있는 이유를 이렇게 설명한다.

실제로 질병이 위급하다고 생각하면 서둘러 요법을 찾게 되는데, 구하는 것이 그리 쉽게 찾아지지 않는다. 그 과정에서 중복

하여 다양한 가(可)와 불가(不可)의 처방과 치료법을 모은 것이다. 삼음삼양 편 속의 것과 비교하면, 이쪽이 알기 쉽다.

이것은 함축된 의미가 많아 개인적인 의견을 밝혀야겠다. 삼음삼양병이 알기 어렵다는 것은 그것이 이론적이라는 것이다. 가불가(可不可)는 병자에게 베푸는 처치에 따른 분류이고, 삼음삼양병은 환자의 맥증에 따른 분류이다. 전자가 오로지 경험에 기초하고 있는 것에 반해, 후자는 맥법과 맥론 그리고 병리학을 등에 업고 있다. 이론적이고 난해한 것은 당연하다.

육경병(六經病)과 육경변증(六經辨証)

그렇다 하더라도 왕숙화가 『맥경』 편찬에 임하여 가불가에 따라 구성한 것이 단순히 알기 쉽다는 이유에서였을까. 아마 그렇지는 않았을 것이다. 팔법이 당시의 의료 현실에 뿌리를 내렸음은 이미 말했다. 침구 의학은 체계화로 향했는데 『황제내경』의 다방면에 걸친 성과가 아직 거의 정리되지 않았었다. 그리고 열병론(熱病論)도 전개되지 않은 상태였으며, 그 형성기의 혼돈스러운 양상이 만연했다. 임상 의학은 맥진의 방법과 병리학적 이론을 침구 의학에서 배웠는데, 치료법은 경험적인 축적이라는 수준에 머물렀다. 의학의 역사적 단계와, 의료적 현실과, 기술서에서 필수적인 검색의 편리함(알기 쉬움)이라는 세 가지 조건을 생각해서 합친다면, 왕숙화가 활약하던 삼국 시대에는 임상 의학서의 구성 원리로 가불가(可不可)에 따른 분류야말로 적절한 것이 아니었겠는가.

거꾸로 말하면 왕숙화나 그 동시대인들의 눈에 보인 풍경으로서의 『상한론』 속에는 어디에도 삼음삼양병에 따른 분류가 없었다. 그들은 아직 『상한론』에서 삼음삼양병의 체계를 읽어내지는 못했던 것이다. 아니, 육경변증에 대해 말하는 편이 더 적절하겠다. 즉 삼음삼양병의 맥증을 변별해서 치료법을 정해가는 방법으로서의 육경변증을 말한다. 그들의 눈에는 방법으로서의 육경변증은 아직 보이지 않았다.

물론 육경변증은 원래 『상한론』에 내장되어 있었다. 그러나 그것이 처음부터 모든 이의 눈에 띌 수 있는 형태로 있었던 것은 아니다. 마치 용액 속에서 결정을 석출(析出)할 수 있는 것처럼 『상한론』이라는 용기 속에서 석출됨으로써 이윽고 눈에 띄게 된 것이다. 육경변증이 조금씩, 말하자면 자연히 석출되어 가는 과정, 그것이 풍경으로서의 『상한론』의 역사였다고 말해도 좋다.

『상한론』에 근거한 임상 경험을 쌓아가는 동안, 사람들은 삼음삼양병의 맥증 군(群)과 치료법 군(群) 간에 대응 관계가 있음을 알아냈다. 그 같은 군(群)을 가불가(可不可)의 분류 속에서 석출하여 삼음삼양 틀 속에 옮겨서 바꾸어, 조문의 새로운 배열을 모색하기 시작했다. 5세기 후반에 진연지(陳延之)가 본, 『송간』의 장제목(예를 들면 「弁太陽病脈証幷治」)을 생각나게 하는 『변상한병방(弁傷寒幷方)』이 나타났을 때는, 육경변증의 석출 과정이 꽤나 진전하고 있었음에 틀림없다. 6세기 후반의

『천금』은 이미 조문의 7할 이상을 가불가(可不可)에서 삼음삼양으로 이행시켰고, 11세기 중엽의 『송간』은 가불가의 네 장을 해체했으며, 12세기 중엽의 『주해상한론(注解傷寒論)』은 다시 가불가의 세 장을 비웠다. 여위어진 가불가는 14세기 이후의 『상한론』 복원 연구에 의해 마지막 결정타를 맞게 되었다. 『상한론』의 이상형, 감히 말한다면 『순수상한론』 풍경이 출현했다. 그 풍경 속에서 처음으로 육경변증의 전모가 깨끗이 잡히면서 방법으로 등장했던 것이다.

『상한론』 복원 연구가 했던 것은, 역사적으로 볼 때 자연스럽게 따라걸어 온 발자취를 그 방향으로 극한까지, 의식적으로 혹은 방법론적으로 철저하게 탐구하여 보여주는 것이었다. 연구자들은 원초(原初)의 『상한론』을 통해 모든 것의 시작으로 돌아갔다고 믿었다. 그러나 역사의 출발점이 목표점이었다. 끝을 처음이라고 착각한 그들의 역사관은 거꾸로 섰다. 거꾸로 선 역사관에 기대어 원초에 존재했어야 할 진실의 세계로 들어가려 한 그들이 방법으로서의 육경변증을 발견했다. 이것은 역사의 창조적 다이나미즘dynamism이 때때로 연출하는 역설(逆說)이다.

덧붙인다면, 육경변증이 확립되었다고 해서 치료 방법으로서의 팔법이 무효가 된 것은 아니었다. 다만 팔법이 소생하기 위해서는 한 차례 형태를 바꾸지 않으면 안 되었다. 옛 팔법에는 발한·토·하·온은 치료가 가져오는 효과, 구·자·수·화는 치료를 하는 수단이라는 두 시점이 섞여 있었다. 청(淸)나라 정국팽(程國彭)의 『의학심오(醫學心悟)』(1732년)는 그것을 효과의 시점에서 통일하여, 한(汗)·토(吐)·하(下)·화(和)·온(溫)·청(淸)·소(消)·보(補)라는 팔법(八法)을 제창하여 치료 방법의 새로운 전개를 이끌었던 것이다.

다시 덧붙이자면, 병증의 변별에 팔강(八綱)이라 불리는 한(寒)-열(熱), 허(虛)-실(實), 표(表)-리(裏), 음(陰)-양(陽)의 네 가지 대응〔四對〕 지표를 이용하는 방법이 16세기 말에 처음 제창되는데, 그것을 확립시킨 것도 『의학오심』이었다. 이팔강변증에 의해 상한의 육경변증은 모든 질병을 널리 시야에 넣는 변증론치(辨証論治)로 비약하게 되었다. 문자 그대로 병증을 변별해서 치료법을 논하는 이 방법이야말로 현대 중국 의학의 기점이었다고 하겠다.

『상한론』의 잠재력

여기서 현존하는 『상한론』으로 돌아와 육경변증의 체계가 어떻게 구성되었는가 보자.

한(寒)의 사기(邪氣)를 맞아서 발병하면 먼저 태양병의 맥증이 나타난다.

태양병은 맥(脈)이 뜨고〔浮〕 머리와 목덜미가 뻣뻣해서 아프고 오한이 난다. (券 2)

병은 발열, 발한을 거쳐 다양하게 증상을 변화시켜 간다. 처

194

음 단계에 이용하는 것은 계지탕(桂枝湯)이다.

태양병. 두통과 발열이 있고 땀이 나서 한기(寒氣)가 올 경우는 계지탕으로 고친다. (券 2)

계지탕은 계지(桂枝), 작약(炸藥), 감초(甘草), 생강(生薑), 대조(大棗)를 썰어서 함께 조려 즙을 취한다. 약을 복용하여 증상이 조금 완화되면, 그것에 따라 쓰는 약의 재료도 조금 바꾼다.

태양병. 기(氣)를 내린 후에 맥이 빨라지고 가슴이 답답할 경우는 계지거작약탕(桂枝去炸藥湯)으로 고친다. 만일 오한이 약하게 오는 경우는 거작약방중가부자탕(去炸藥方中加附子湯)으로 고친다. (券 2)

전자는 계지탕에서 작약을 뺀 약이고, 후자는 작약을 뺀 것에 부자(附子)를 더한 약이다. 같은 태양병 중에서도 조금 다른 유형의 맥증이 나오면, 사용하는 약도 조금씩 다른 유형의 것으로 바꾼다.

태양병. 목덜미나 등이 갈기갈기 뻣뻣하고, 땀은 나오지 않고 오한이 나면 갈근탕(葛根湯)으로 고친다. (券 3)

갈근탕은 계지탕의 재료에 갈근과 마황(麻黃)을 더해서 만든다. 하나의 경맥에서 다른 경맥으로 병이 옮아가는 경우는 어떨까. 『소문(素問)』의 「열론편(熱論篇)」과 「상한례(傷寒例)」는 경맥 간에 병이 옮아가는 두 경로를 보여준다. 첫째는 단일 경맥이 한(寒)에 상하는 경우로서, 여섯 족맥(足脈) 사이를 다음과 같이 옮아간다.

태양 → 양명 → 소양 → 태음 → 소음 → 궐음

둘째는 여러 경맥이 동시에 상하는 합병(合病)의 경우로서, 표(表)·리(裏)의 관계(장〔臟〕·부〔腑〕)에 있는 두 족맥이 조(組)가 되어 발병해서 다음과 같이 옮아간다.

표(表) 태양(방광) ⎫   소양(쓸개) ⎫   양명(위)
리(裏) 소음(콩팥) ⎭ →   궐음(간)   ⎭ →   태음(지라)

현존하는 『상한론』의 삼음삼양병은 윗선을 따라 배열되어 있다. 그러나 조문에는 그 밖에도 삼양합병(三陽合病)을 포함하는 몇 종류의 합병과, 한편에서 시작하여 다른편으로 옮아가 합병증(合倂症)이 되는 병증(倂症)도 몇 종류를 싣고 있다. 그것은 필시 장중경이 실제 현상에 따라 꽤 다양한 경로를 생각하였음을 이야기하고 있음에 틀림없다.

『상한론』에 나타나는 삼음삼양병의 성격이나 병의 전파 경로에 대해서는 중국이나 일본의 상한론 연구자들 간에 여러 설이 있다. 그중에는 극히 이론적인 해석도 있지만, 그것도 역시 연구자가 읽어서 발견해낸 것이고, 육경변증과 마찬가지로 풍경으로서의 『상한론』 중 일부이다.

삼층(三層)의 직물(織物)

이야기를 되돌리면, 경맥 간의 병 이행은 맥증의 큰 변화를 의미하고, 그것에 따라 약의 유형도 크게 변한다. 예를 들면 양명병에 쓰는 대승기탕(大承氣湯)의 재료는 대황(大黃), 후박(厚朴), 지실(枳實), 망초(芒硝)이다.

맥증 유형과 약 유형 간의 대응 관계는 『상한론』 연구자들이 맥증을 약명에 따라 부를 정도로 정합적이었다. 청(淸)나라 가금(柯琴)의 『상한론주(傷寒論註)』(1669년)에 따르면, 그것은 다음과 같이 정리할 수 있다.

태양맥증 — 계지탕증, 마황탕증, 갈근탕증, 대청룡탕증(大靑龍湯証), 오령산증(五苓散証), 십조탕증(十棗湯証), 함흉탕증(陷胸湯証), 사심탕증(瀉心湯証), 저당탕증(抵當湯証)

양명맥증 — 치자시탕증(梔子豉湯証), 과체산증(瓜蒂散証), 백호탕증(白虎湯証), 인진탕증(茵陳湯証), 승기탕증(承氣湯証)

소양맥증 — 시호탕증(柴胡湯証), 건중탕증(建中湯証), 황련탕증(黃連湯証), 황금탕증(黃芩湯証)

태음맥증 — 삼백산증(三白散証)

소음맥증 ── 마황부자탕증(麻黃附子湯証), 부자탕증, 진무탕
증(眞武湯証), 도화탕증(桃花湯証), 사역탕증(四逆湯
証), 오주유탕증(吳朱萸湯証), 백통탕증(白通湯証), 황련
아교탕증(黃連阿膠湯証), 저령탕증(猪苓湯証), 저부탕증
(猪膚湯証), 사역산증(四逆散証)

궐음맥증 ── 오매환증(烏梅丸証), 백두옹탕증(白頭翁湯証)

이외에 음양역증(陰陽易証)처럼, 병명을 갖는 증명(証名)이
여러 개 있다. 이들의 증(証) 각각에 다시 많은 약의 변형이 포
함되어 있다. 다음 예를 보자.

계지탕증 ── 계지탕, 계지이마황일탕(桂枝二麻黃一湯), 계지
가부자탕(桂枝加附子湯), 계지거작약생강신가인삼탕(桂
枝去芍藥生薑新加人蔘湯), 작약감초부자탕, 계지감초탕
(桂枝甘草湯), 복령계지감초대조탕(茯苓桂枝甘草大棗
湯), 계지거계가복령탕(桂枝去桂加茯苓湯), 백출탕(白朮
湯), 계지인삼탕, 갈근황련황령탕(葛根黃連黃苓湯), 계지
거작약부자탕(桂枝去芍藥附子湯), 계지가후박행인탕(桂
枝加厚朴杏仁湯), 계지가작약탕(桂枝加芍藥湯), 계지가
대황탕(桂枝加大黃湯), 복령계지백출감초탕(茯苓桂枝白
朮甘草湯), 계지가계탕(桂枝加桂湯), 계지거작약가촉칠
룡골모려구역탕(桂枝去芍藥加蜀漆龍骨牡蠣救逆湯), 계
지감초룡골모려탕(桂枝甘草龍骨牡蠣湯), 감초건강탕(甘
草乾薑湯), 작약감초탕

포함된 재료나 가감하는 재료를 열거한 약명에서 그 변형 이유를 이해할 수 있을 것이다.

요컨대 〈맥증 ─ 약명증(藥名証) ─ 약〉의 3중 구조에 의해 적어도 이론적으로는 진행성 상한(傷寒)의 모든 국면을 철저하게 망라함으로써 적확한 진단과 치료가 가능하게 된다. 이 〈맥증=약〉이라는 등식 전체가 진료 방법으로서의 육경변증이다.

천몇백 년의 세월을 넘어 육경변증이나 팔법을 현재화(顯在化)하고 의학을 새로운 단계로 돌입시킨 장중경의 『상한론』은 무시무시한 잠재력을 감춘 책이었다고 말할 수 있다.

덧붙이자면, 에도 시대 의사들이 보았던 『상한론』 풍경은 동시대의 중국 의사들이 보았던 풍경과 크게 달랐다. 그 차이는 오늘날의 중국 의학과 일본 한의학의 차이에 영향을 드리우고 있다.

제10장 의학의 전개와 성숙
—위·진·남북조·수·당의 의서

한대(漢代)의 의학 종합

삼국 시대부터 서진(西晉)에 걸친 한대(漢代)의 의학을 종합
및 재편한 두 의서가 나타났다. 그것은 지금까지 언급했던 왕숙
화의 『맥경(脈經)』과 황보밀의 『침구갑을경(鍼灸甲乙經)』이다.

『맥경』은 진단법 책으로서, 맥법과 맥론 및 진단의 실제에
대해 서술하고 치료법에 대해서도 어느 정도 언급한다. 약간이
긴 하지만 색진(色診) 등도 다루고 있다.

왕숙화는 자신의 「序」에서 진단법의 어려움을 다음과 같이
지적한다.

맥의 원리는 정밀하고 그 모양이 변별하기 어렵다. 현(弦)과 긴(緊), 부(浮)와 홍(苃)의 맥은 각각 서로 비슷하고, 마음으로 이해하는 것은 쉽지만 손가락 끝으로 확인하는 것은 어렵다. 심맥(沈脈)과 복맥(伏脈)을 잘못 바꾸면 처방이나 치료법도 오랫동안 잘못되고, 완맥(緩脈)을 지맥(遲脈)이라 해버리면 즉시 위기에 빠진다. 또한 몇 가지 증후가 한꺼번에 나타나고 병이 다른데도 맥이 같다고 하는 경우는 더욱 그렇다.

이 어려운 진단법을 습득하는 데는 고전이나 명의의 저작을 마음에 두고 연구를 쌓아가는 방법밖에 없다. 그를 위한 최량(最良)의 완비된 텍스트를 만드는 일, 그것이 숙화가 목표로 한 것이었다.

여기에 기백(岐伯)부터 화타(華佗)에 이르기까지의 경론이나 요결(要訣)을 편집해서 합쳐 10권의 책을 만들었다. 여러 병의 근원을 각각 유례(類例)에 따라 모았고, 환자의 목소리나 색이나 증후도 남김없이 수록했다.

화타는 후한 말의 명의이다. 위(魏) 조조(曹操)의 시의가 되었으며, 나중에는 그의 명령을 거슬러 살해되었다. 『후한서』가 그것을 전한다.

『맥경』이 크게 의거한 것은 『황제내경』 중 2권, 그리고 『난경』과 『상한잡병론』이었다. 권 7의 주된 부분은 『상한론』이고, 권 8이 『금궤요략』에 해당한다는 것은 이미 말했다. 여기서 주목하고 싶은 것은 권5이다. 모두(冒頭)의 「장중경논맥(張仲景論脈)」은 『상한론』 권1 「평맥법」의 발췌인데, 그 뒤에 이어서 모두 편작의 이름을 쓴 다음 네 편을 수록하고 있다.

「편작음양맥법(扁鵲陰陽脈法)」
「편작맥법(扁鵲脈法)」
「편작화타찰성색요결(扁鵲華佗察聲色要訣)」
「편작진제반역사맥요결(扁鵲診諸反逆死脈要訣)」

『황제내경』과 같은 곳도 있지만, 용어를 포함해서 다른 점도 적지 않다. 화타의 문장을 제외한다면, 그것은 『한서』 「예문지」에서 말하는 『편작내경(扁鵲內經)』의 일부인지도 모른다. 사마천이 편작을 맥진의 달인으로 그려냈던 것도 생각에 맞는다. 어쨌든 왕숙화는 한대 의학 전체를 넓게 시야에 두고 있었던 것이다.

왕숙화가 한 공헌 중 하나는 24종의 맥상을 확정했다는 것이다. 이것은 명대(明代)에 28맥으로 완성되었다. 또 하나는 좌우 양손의 촌(寸), 관(關), 척(尺) 삼부(三部)를 각각 장부(臟腑)에 대응시켜 진맥하는 방법을 확립한 것이다. 예를 들어, 오른손의 촌부(寸部)는 폐(肺)에 해당하고 수태음경(手太陰經)에 속하며 수태양경(手太陽經)과 표리를 이룬다. 〈그림 18〉을 보자. 오장 중 콩팥만 두 개가 있다. 좌신(左腎)을 신(腎), 우신(右腎)을 명문(命門)이라 부른 것은 『난경』이다. 생명의 문이라는 명문은 〈신간(腎間)의 동기(動氣)〉에 생명의 원천이 있다는 사상을 반

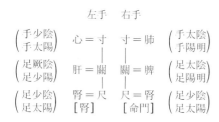

左手　　右手

$$\left(\begin{array}{c}手少陰\\手太陽\end{array}\right)\quad 心=寸\quad 寸=肺\quad\left(\begin{array}{c}手太陰\\手陽明\end{array}\right)$$

$$\left(\begin{array}{c}足厥陰\\足少陽\end{array}\right)\quad 肝=關\quad 關=脾\quad\left(\begin{array}{c}足太陰\\足陽明\end{array}\right)$$

$$\left(\begin{array}{c}足少陰\\足太陽\end{array}\right)\quad 腎=尺\quad 尺=腎\quad\left(\begin{array}{c}足少陰\\足太陽\end{array}\right)$$

[腎]　　[命門]

그림 18 맥과 장부의 대응 관계

영하고 있으며, 오랫동안 쓰인 명칭이 되었다. 삼부와 장부의
대응에 대해서는 이론(異論)이 많지만, 이 진맥 방법은 기본적
으로 오늘날까지 이어지고 있다.

『침구갑을경(鍼灸甲乙經)』의 공헌

의학 전체를 넓게 멀리 본 왕숙화의 성과에 대해, 『황제내
경』에 수록된 문장을 분야별 및 문제별로 정리하고 편집하여
그 성과를 체계적으로 재구성하는──더욱 좁게 한정되고는
있지만 언제 누군가는 해내야 할──말하자면 역사적인 과제
에 덤벼든 사람은 황보밀(215~282년)이며, 그의 성과물은 『황제
삼부침구갑을경(黃帝三部鍼灸甲乙經)』이었다.

『진서(晉書)』에 전하는 바에 따르면, 스스로 이 과제를 떠맡
은 황보밀은 생애를 고전 연구와 저술 속에서 보낸 재야 역사
가였다. 저작은 의학의 기원 설화가 보이는 『제왕세기(帝王世

紀)』를 위시하여 『연력(年歷)』, 『일사전(逸士傳)』, 『열녀전(烈女傳)』, 『현안춘추(玄晏春秋)』 등 10권이 안 되는데, 현존하는 것은 『고사전(高士傳)』과 『침구갑을경』뿐이다. 그 관심이 의학으로 향한 것은 42세를 지나서부터였던 것 같다. 위·진 시대에는 불로장생의 석약(石藥, 광물약) 복용이 유행했다. 당시 오석산(五石散)이라고도 불리며 애용된 약으로 한식산(寒食散)이 있다. 황보밀도 그것을 좋아해서 『논한식산방(論寒食散方)』을 저술했다. 때문에 약해(藥害)에 시달리는 고경(苦境)에 빠진 것은 말할 것도 없다. 그 밖의 의학 저작으로 『의제방찬(依諸方撰)』이 있다.

황보밀은 『황제내경』을 다음과 같이 보았다.

그 의론(議論)은 고원(高遠)하지만 의견이 많은 데 비해 뭔가 이루어진 바가 적고, 체계 있게 편찬되지도 않았다. 『창공전(倉公傳)』을 비교해서 읽어보면 그 학문은 모두 『소문』에서 유래하였으며, 병을 정밀하게 논하고 있다. 『구권(九卷)』은 원래 『경맥』에 기초하고 있고 의미가 심원하여 이해가 쉽지 않다. 더욱이 『명당공혈침구치요(明堂孔穴鍼灸治要)』가 있는데, 모두 황제(黃帝)와 기백(岐伯)의 저작이다. 이 삼부(三部)의 책은 결국 같은 것에 귀착하고 글의 중복도 많은데, 서로 간에 모순되는 곳도 하나둘이 아니다.

『명당공혈침구치요』는 『황제내경명당(黃帝內徑明堂)』으로 알려진 책이다. 위의 말은 당시 『황제내경』이 어떻게 받아들여졌는지를 전하는 귀중한 자료이다.

황보밀이 『침구갑을경』 편찬에 착수하게 된 직접적인 계기
는 그를 덮친 병이었다.

감로(甘露) 연호 시대 중(256-259년), 나는 풍(風)을 앓고 거
기다가 100일 간이나 귀를 먹어 고생했다. 처방이나 치료법은
모두 다 지극히 비근(卑近)한 것이었다. 그래서 삼부의 책을 뽑
아 모아, 유사한 것은 같은 곳에 나열하고 알맹이가 없는 말은
줄이고 중복된 곳은 빼고 그 정수(精髓)를 논해서, 12권의 책을
만들게 되었다. (『黃帝三部鍼灸甲乙經』 중 「序」)

내용은 권 1이 생리학과 해부학, 권 2가 맥론, 권 3이 공혈(孔
穴), 권 4가 진단법, 권 5가 침구 개론, 권 6이 병리학, 권 7-12가
임상 각 과의 침구 치료법이다.
『침구갑을경』의 공헌은 『황제내경』을 체계적으로 재구성해
고친 데도 있지만, 무엇보다 『명당공혈침구치요』로부터 인용해
서 권 3에 공혈 총람을 게재한 것일 게다. 그 수는 모두(冒頭)
에 이렇게 실려 있다.

총계 6548혈(穴)
단(單) 48혈
쌍(雙) 308혈

단혈(單穴)은 몸의 정중선 위에 있는 혈이고, 그 밖은 모두
좌우대칭으로 위치하는 쌍혈(雙穴)이다. 황보밀이 여기서 취한

기재 형식은 『황제내경명당』과 조금 다르며, 나중에 기재 방식의 한 모범이 되었다. 그뿐 아니라 『황제내경명당』이 그후 거의 소실되었기 때문에, 『침구갑을경』은 초기의 공혈 체계를 전하는 유일한 책이 되었던 것이다.

약물 요법의 임상 의학서

진(晉)에서 남북조에 걸친 시대에는 약물 요법을 주로 다룬 임상 의학서가 많이 나타났다. 그 사회적 배경에는 후한 말 이래 오래 계속된 전란, 북방 이민족의 북중국 정주, 그리고 거기에 압박받은 건조 지대 한민족의 습윤한 강남으로의 대이동이 있었다. 전쟁 및 풍토와 생활의 변화가 병을 일상화하였다. 그리하여 한대 의학의 눈부신 성과는 상층 계급의 사람들에게 널리 이해되고 수용되었다. 의서는 의학 인구의 확산을 보여주는 확실한 지표였다.

당시에 씌어진 후 소실된 임상 의학서 중, 저자의 신분이나 직업을 알 수 있는 대표적인 저작을 뽑아서 〈표 15〉에 실었다. 여기서 태의령 같은 전문직 관료 이상에서 눈에 띄는 것은 자사(刺史), 태수(太守) 등의 지방 수령직들이다. 정사(正史)에 따르면, 이런 경우 대체로 선조(先祖)에도 비슷한 지위의 사람이 있었다. 하지만 위·진·남북조의 귀족제 사회에 있어서, 그들은 명문의 문벌 귀족이 아니라 그보다 신분이 낮은 가난한 집안 출신이었다. 당시 국가의 행정 기구를 지탱하던 계층이다.

표 15 시대별 대표적 의학서

왕조		저자	관직	저술 연대 (추정)	서명(별명)	권수
晉	西晉	阮炳	河南尹	3C 중엽	『阮河南藥方』	16
		皇甫謐	-	3C 말	『皇甫士安依諸藥方』	3
	東晉	葛洪	句漏令	4C 초	『玉函方』(『金匱藥方』)	100
					『肘後救卒方』(『肘後方』)	3
		范汪	東陽太守	4C 말	『范東陽方』	105
		殷仲湛	荊州刺史	4C 말	『殷荊州藥方』	1
		支法	(沙門)	?	『申蘇方』	5
南朝	宋	羊欣	新安太守	5C 초	『羊中散藥方』	30
		秦承組	太醫令	5C 중엽	『秦承祖藥方』	20
		陳延之	(典醫?)	5C 말	『經方小品』(『小品方』)	12
	宋·齊	釋僧深	(沙門)	5C 말	『僧深藥方』	30
		徐文伯	東莞·太山·蘭陵 太守	-	『徐文伯藥方』	2
	齊	徐嗣伯	正員郎	-	『徐嗣伯藥方』	5
		褚澄	吳郡太守 御史中尉	-	『褚澄雜藥方』	20
	梁	陶弘景	(道士)	6C 초	『陶氏效驗方』	5
北朝	北魏	李修	太醫令	5C 말	『諸藥方』(『奉勅撰』)	110
		王顯	相州刺史	6C 초	『藥方』(『奉勅撰』)	35
		宣武帝	御史中尉	510	『醫方精要』(『勅撰』)	30
	魏·北齊	徐之才	兗州刺史 西陽郡王	6C 중엽	『徐王八世家傳效驗方』	10
	梁·北周	姚僧垣	太醫下大夫	6C 말	『集驗方』	10

눈에 띄는 한 예로서, 동진(東晉)부터 수(隋) 초까지 대대로 명의를 배출한 서씨(徐氏) 일족이 있다(그림 19). 그중 서지재(徐之才)는 본초서 『뇌공약대(雷公藥對)』의 저자로 알려져서 서양군왕(西陽郡王)의 칭호가 내려져 서왕(徐王)이라 불렸다. 그 가계도에서, 지방 수령과 의약 부문의 상급 지위는 사실 같은 계

그림 19 서왕팔세(徐王八世)

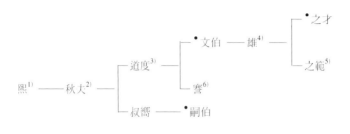

※ 1) 동진 복양태수, 2) 동진 사양령(射陽令), 3) 송 난릉태수, 4) 제(齊) 난릉
태수, 5) 북제 상약전어(尙藥典御), 6) 북위 상약국시어사(尙藥局侍御師)
• 표시는 〈표 15〉 참조

층 출신자들이 점했음을 알 수 있다. 당시 중국 의학을 담당한
사람들은 이러한 하급 귀족이나 관료들이었다.

의서의 저자 중 지방 수령이 많았다는 것은, 그들이 행정관
으로서 직면한 과제 중 하나가 어디에 있었는지를 시사한다.
그것과 함께 주목할 것은, 관료제를 세우고 율령을 만들고 균
전제(均田制)를 실시하여 중국 고대 국가의 이념을 실현하려고
한 북위(北魏)가 칙령을 통해서 혹은 황제가 직접 의서 편찬에
관여하여 지방의 군·현에도 그것을 비치하도록 한 것이다. 이
것은 수·당부터 송대(宋代)에 걸친 대규모 국가적 사업으로서
의 의서 편찬의 시작이었다.

또 하나 주목할 것은 불교의 승려나 도교의 도사들이다. 세
인들은 사는 목적을 개인적 삶의 추구에서 찾았다. 도교 사상가

이자 연금술사이기도 했던 동진(東晋)의 갈홍(葛洪, 283~364년)에 따르면, 동란의 세상을 피해서 불로장생의 의술을 행하고자하는 자는, 무엇보다 먼저 가까이 있는 질병을 없애지 않으면안 되고, 의학을 겸수(兼修)하지 않으면 안 되었다. 그런데 배워서 병을 고치려 해도 당시의 의서 상황은 어떠했는가.

　　나는 재패(載霸)와 화타가 모은 『금궤록낭(金匱錄囊)』, 최중서(崔中書)의 『황소방(黃素方)』, 여러 의사들의 잡방(雜方) 500권정도, 감호(甘胡)·여부(呂傅)·주시(周始)·감당통(甘唐通)·원하남(阮河南) 들이 각각 편집한 『폭졸비급방(暴卒備急方)』(각각 110권·94권·85권·46권) 등의 책을 읽었다. 일반인들은모두, 그것들이 자세히 씌어져 있어서 덧붙여지는 일은 없다고생각한다.
　　내가 읽고 비교해 본 결과, 특히 불비(不備)가 많고 여러 가지 급병에 대한 내용이 대단히 불충분하다. 더욱이 무질서하게섞여 있어서 그 흐름을 파악하기 힘들고, 찾아서 생각해 보고싶은 것이 있어도 곧바로 찾아낼 수가 없다. 그것도 갑자기 나타난 증후를 고치는 데 있어, 모두 귀한 약재를 수십 종이나 처방으로 기재하여, 수도[京都]에 사는 부자가 아니면 미리 상비해 둘 수가 없고 급히 마련할 수도 없다. (『抱朴子』「內篇」중「雜應」)

또한 침구로 고치는 경우는, 급소의 명칭만 말하고 어디서부터 몇 촌(寸)이라고 위치를 나타내지 않아서, 공혈도(孔穴圖)가 없으면 알 리가 없다고 지적한다.

갈홍(葛洪)의 이 말에서, 당시에 두 종류의 임상 의학서가 있었음을 알 수 있다. 하나는 질병 전반에 대한 책이고, 또 하나는 『폭졸비급방』이라 불린 급병 처방서이다. 모든 것이 실제에 사용하려 하면 결함투성이였다. 이렇게 해서 갈홍은 스스로 두 종류의 책을 편찬하였다.

> 내가 편찬한 100권은 『옥함방(玉函方)』이라 명명했다. 모두 병명에 따라 나누고, 같은 종류의 것은 이어서 나열하여 섞이게 하지 않았다.
>
> 예의 『구졸(救卒)』 3권은 모두 단독 약물을 이용하는 손쉬운 것이며, 간단하고 시험해 보기도 쉽다. 울타리나 밭둑길 근처를 둘러보면 모두 약이므로, 많은 급병에 대해 하나하나 처방이 있다. 집에 이 처방이 있으면 의자(醫者)의 손을 빌리지 않아도 좋다. (『抱朴子』 「內篇」 중 「雜應」)

갈홍은 덧붙여서 〈의(醫)는 대개 세업(世業)의 승습(承襲)이고, 이름 있으나 실리[實]가 없고, 다만 허성(虛聲, 알맹이가 없는 명성)을 길러 재리(財利)를 도모한다〉라고 비판하였다. 의업(醫業)의 세습을 당연시 한 이 시대에는, 한편으로 서씨(徐氏) 같은 명의의 일족을 낳기도 했지만, 다른 한편으로는 이러한 폐해가 확산되어 갔음에 틀림없다. 그것은 『구졸(救卒)』 같은 책이 필요한 이유 중 하나였다.

『주후방(肘後方)』

　『구졸(救卒)』은 『주후구졸방(肘後救卒方)』이며, 일반에 『주후방(肘後方)』으로 알려진 책이다. 200여 년 뒤, 양(梁)나라 도홍경(陶弘景)은 이 책이 해내(海內)에 유포되어 병자를 구한 효용을 칭송하면서, 아직 유루(遺漏)가 있음을 알고 개정·증보하여 『주후백일방(肘後百一方)』을 저술했다. 남겨져 있는 그의 「序」에 의하면, 갈홍의 책은 전부 86수(首)를 수록하고 있었다. 수(首)란 조(條)로서, 치료법을 서술한 1수라면 병명·병후(病後)·치료법·약이 있을 경우 그것을 바탕으로 새로이 처방을 쓴다. 문장은 보통 매우 짧다. 도홍경은 그것을 79수로 정리했고, 22수를 늘려서 101방(方)이라 했다. 이것은 불전(佛典)에 〈사람은 사대(四大 : 地, 水, 火, 風)를 가지고 몸을 이룬다. 일대(一大)에는, 즉 101병이 있다〉라고 한 것과 연관된 것이다.

　『주후백일방(肘後百一方)』에 실려 있는 것은 명의의 기술(記述), 대(代)를 거듭하면서 전해진 양방(良方), 널리 효능이 알려진 것, 실제로 이용해서 효력이 있었던 것이라고 도홍경은 말한다. 모두 다 중요한 것만 뽑아서 채록했는데, 문장이 번잡해지는 것을 피하기 위해 요점을 게재해서 각 조(條)의 제목으로 했다고 한다. 이 말들에서 갈홍과 도홍경의 모든 책은 얇아서 호주머니에도 들어가는, 말하자면 수진본(袖珍本) 의서였음을 알 수 있다. 그런데 1권에 30수 전후라는 것은 적은 편이라 해도, 당시의 1권에 수록하는 수(首)의 수는 결코 그리 많지 않았다는 것에 주목하고 싶다.

편집에 임해서 도홍경은 약의 용법과 제법 기술을 『집주본초(集注本草)』 방식에 따라 통일하면서, 긴급한 경우에 검색하기 쉽게 조문(條文)의 배열을 고쳤다. 그중 주목할 것은 갈홍의 책에는 〈복로(復勞)는 상한(傷寒)의 앞에 있고, 곽란(霍亂)은 이목(耳目)의 뒤에 있으며, 음역(陰易)에 관한 것은 곧 잡치(雜治) 속에서 나온다〉라고 한 것을 그 중요도 순으로 고쳤다고 한 「서(序)」의 말이다. 이 말은 명백히, 내가 말하는 풍경으로서의 『상한론』을 전제하고 있다. 도홍경의 염두에는 이미 상한(삼음삼양)·곽란·음역·노복(勞復)의 순서로 나열된 『상한론』의 구성이 있었다. 그러나 갈홍 시대에는 아직 이 구성이 출현하지 않았다. 그런데 그는 『포박자(抱朴子)』 속에서 중경(仲景)이나 상한에 관해 이미 언급하였다. 진연지(陳延之)가 『변상한병방(弁傷寒并方)』을 본 것은 『주후구졸방(肘後救卒方)』 이후 약 150년, 『주후백일방(肘後百一方)』 이전 약 50년인 시점이었다.

　또 하나 주목할 것은 도홍경이 취한 3권의 구성이다. 대강 말하면 병에는 세 종류밖에 없다. 즉 장부(臟腑)·경락(經絡)에 사기(邪氣)가 들어 생기는 〈내병(內病)〉과, 사지구규(四肢九竅)가 밖과 접해서 생기는 〈외발병(外發病)〉, 그리고 타물(他物)로 인해 상해를 입는 〈타범(他犯)〉이 있고, 이것은 각각 1권씩으로 되어 있다. 내병과 외발병이 병인(病因)이 아니라 발병 부위에 근거했기 때문에, 후세의 삼인론(三因論)과는 미묘하게 다르지만, 병의 세 가지 분류의 선구인 것은 분명하다.

　『주후구졸방(肘後救卒方)』와 『주후백일방(肘後百日方)』은 수대(隋代) 이전에 소실되었다. 제1권에만 200수 이상 수록된, 오늘날 전하는 『주후비급방(肘後備急方)』 8권(1144년)은 금(金)의 양용도(楊用道)가 편집을 가한 전혀 다른 책으로서, 거기에 보이는 갈홍의 「서(序)」는 『포박자』의 문장과 도홍경의 「서(序)」를 원작으로 한 위작일 것이다. 그래도 『주후비급방』은 양충병(恙蟲病)의 기재를 포함하는 등 의학사적으로 높은 가치를 지니고 있다.

『경방소품(經方小品)』

남북조의 임상 의학서 중, 그 면모를 보여주는 저작은 단 하나밖에 없다. 근래 일본에서 그 저작의 「서록(序錄)」과 차례 및 제1권(약론 3편과 처방 26수)이 발견되었다. 그것은 유송(劉宋) 진연지(陳延之)의 『경방소품』이다. 그때까지 『소품방(小品方)』으로 알려져 온 이 책은 대략 454년 내지 473년 그 사이의 저작으로 추정되고 있다.

진연지는 중국에서 의서가 어떻게 공적(公的)으로 기록되고 보존되었으며, 그리고 어떻게 사회적으로 인지되고 권위를 가지게 되었는지에 대한 귀중한 증거를 담고 있다.

옛날의 낡은 처방은, 의술에 뛰어난 사람이 미리 처방을 만들어 놓고 병에 걸리지 않은 사람을 기다렸던 것은 아니다. 그것은 모두 질병에 직면했을 때, 그 원인을 순서대로 서술하고 증후를 관찰한 뒤 약성(藥性)에 따라 처방한 것에 지나지 않는다.

병자가 나을 수 있다면 즉시 집중적으로 치료하여 그것을 순서에 따라 기록하고 서술하여 처방 증명서를 만든 후 관부(官府)에 진상했다. 그래서 낡은 책[典籍]이 되었던 것이다.

〈표 15〉의 책도 다수가 이와 같은 방식으로 궁정 도서관에 수장되어 정사에 기록되었을 것이다.

진연지의 말투는 궁정 혹은 중앙 정부의 높은 지위에 있는 의자(醫者)를 생각하게 한다. 관부에서는 긴급의 경우에 대비하여 〈성합견[현]약(成合見[現]藥)〉, 즉 조제가 된 상비약을 두었다. 지금도 전해지고 있는 임상 의학서는 관부의 전의(典醫)가 관리해서 온 것인데, 생명을 가볍게 여기는 사람은 천한 학문이라 해서 읽으려 하지 않고 전의에게 맡길 뿐이었다. 그런데 전의 중에는 〈의(醫)는 의(意)이다〉(『後漢書』 중 「郭玉傳」)라고 하면서, 궁중에 전하는 용약(用藥)을 본초의 약성(藥性)에도 비교하지 않고 자기 생각대로 가감하는 자가 있었다고 한다. 나아가 진연지는, 옛 처방에는 배합 금기를 어기며 조제하는 자가 많아서, 그런 조제약은 입에 댄다고 곧 죽지는 않지만 〈오랫동안 몰래 해를 끼친다〉라고 지적했다. 그리고 또한 그것은 아마 특히 농촌이나 산악 지방 고을[郡]에 있는 관부의 전의들이 전래 처방에 대해 제멋대로 약물을 가감했기 때문에 범금약(犯禁藥)이 생긴 것이라며, 지방 전의에게 경멸의 말을 흘렸다. 『경방소품』을 쓰는 데 이용한 『화타방(華佗方)』과 장중경의 『변상한병방(弁傷寒并方)』 및 『잡방(雜方)』 외에, 갈씨(葛氏)·원하남(阮河南)·범동양(范東陽)·양중산(羊中散)·진승조

(秦承祖)의 『소찬방(所撰方)』 등 18종의 의서는 모두 궁정 도서관에 소장되어 있었다.

진연지에 의하면 세상에는 두 종류의 의서가 있고, 그것을 필요로 하는 두 종류의 사람이 있다.

방술(方術, 의학)을 배우려고 생각하는 사람은 육품(六品)의 근본 경법을 공들여 음미하면서 읽고, 적절한 방식에 따라 약을 조제하고, 침구(針灸)를 놓아야 한다.

수명이 다 되었거나, 독해(毒害)가 이미 생기(生氣)를 손상시켰거나, 또는 몸을 너무 써서 기(氣)가 없어졌거나 하지 않다면, 낫지 않을 병은 없다. 그 기술을 습득하기 위해서는, 원리부터 풀어나간 본격적인 임상 의학서를 따르지 않으면 안 된다. 그러나 그러한 〈대품(大品)〉이 필요없는 사람도 있었다. 그 때문에 바로 『경방소품』이 있다.

만일 방술을 배우려 하지 않고 다만 몸 주위에 준비해 두고 긴급한 경우에 대처하려는 사람은 처방 규정에 따라야 하며, 이 일부를 읽는 것이 간요하다.

비급용(備急用) 의서

진연지가 『경방소품』을 만들려고 한 배경에는, 본초 약물

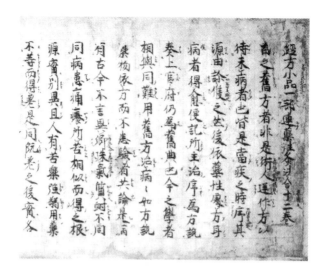

그림 20 『소품방』(『황제내경명당』의 고초본〔古抄本〕 잔권〔殘卷〕,
북리〔北里〕연구소 동양의학총합연구소, 1992년), 3쪽.

365종 외에 민간에 전해져 이용되는 약물이 수십 종에 이르고
처방집이 수백 권이나 되고, 한 권에 100여 수를 수록한 책도 있
어서 많은 혼란을 낳은 현실이 있었다.

　여기에 겹쳐서 여러 가지 옛 처방을 자세히 조사하여, 10권에서
틀림없이 계승될 수 있는 처방을 뽑아내고, 또 본초 약성의 주요한
것 중 주로 치료에 이용되는 것을 가려 한 권으로 엮었다. ……
그리고 구법(灸法)의 주요 급소를 한 권에 실었다. 합쳐서 22권
으로 하여 『경방소품』 일부를 만들었다. 이것을 가정이나 농촌
등 의사 기술(技術)이 없는 곳에 준비해 놓으면, 긴급할　때　곧

바로 이용할 수 있다.

〈소품〉 의서의 역할은 가정 상비용·비급용이었다. 동시에 진연지는 〈소품〉에 또 하나의 역할도 기대하였다.

어린이가 처음으로 병의 치료를 배울 때는, 먼저 이 〈소품〉을 배워 깨우치도록 한 다음에 〈대품〉을 읽히는 것이 좋다.

소품은 의학 입문서이다. 의학의 입장에서 볼 때 〈대품〉과 〈소품〉의 큰 차이 중 하나는 진단법에 있었다. 뒤에 도홍경은 다음과 같이 말하면서 『주후백일방(肘後百日方)』에는 맥진법을 이용하지 않았다.

예의 상한·중풍의 증후 진단은 구별하기가 가장 어렵고, 마땅히 그 판단을 맥에서 구해야 하지만, 평범한 사람이 어떻게 그것을 규명할 수가 있겠는가.

한편 〈철저히 모든 병의 증후를 논한〉 『효험방』(〈표 15〉 참조) 쪽은, 도홍경의 표현에 의하면 〈대치(大治)〉이고, 가난한 사람에게는 도움이 되지 않는다.

진연지도 맥진을 중시해서, 목숨을 아무렇게나 하는 사람은 대체로 맥을 믿지 않는다고까지 말했는데, 『경방소품』에서는 거의 맥진을 사용하지 않았다. 그리고 맥진에 기초하지 않는 이상, 병의 근원은 모른다고 하면서, 다음과 같은 간단한 처치

218

를 제안하였다.

그냥 병자의 성별과 연령을 묻고, 처방 설명서에 따라 처방의 설명과 병의 증후가 대략 일치하면, 그것을 복용시켜도 좋다.

다시 진연지는 약의 분량을 어떻게 가감하는가를 판단하기 위한 기준으로 병자의 건강 정도나 연령 그리고 병의 깊이, 경과 시간, 진행 정도 등을 조합한 여덟 유형을 나타내고, 그 위에 풍토, 여성, 허약한 사람 등에 대한 특별한 배려가 필요하다고 설명했다. 또 뜸은 사용하지만, 침은 쓰지 않는다. 침은 그만큼 고도의 기술이다. 가정 상비용·비급용 의서는 이같이 한편으로는 진료법을 간단하게 해가면서, 다른 한편으로는 병자에 대한 매우 세심한 배려를 보여줌으로써 의학을 환자 쪽으로 다가가게 하였던 것이다.

진연지는 〈병의 근원〉으로서 (외소인〔外所因〕인) 풍(風)·한(寒)·냉(冷)·열(熱)·습(濕), (불내외인〔不內外因〕인) 과로·상(傷)·취주(醉酒)·음식, (내소인〔內所因〕인) 경포(驚怖)·기구(忌懼)·출척(怵惕)·우에(憂恚), (부인병인) 산유(産乳)·낙태·완타(挽墮; 조산?)·토하거혈(吐下去血), (약해〔藥害〕인) 탐이오석(貪餌五石)을 이 순서로 들었다. 그리고 한 예로서 풍(風)에 대해서는 『황제내경』의 설을 이어서 자세히 논했다. 부인병과 약해는 병의 삼인(三因)에서 제외했다. 명확하게 말하지는 않았지만, 여기서 진연지가 삼인을 구체적으로 집어냈던 것은 확실하다.

『경방소품』의 구성은 갈홍의『옥함방(玉函方)』과 마찬가지로 병명의 분류에 따르고 있다. 모든 질병을 넣고자 한다면 그것 이외에 방법이 없었다. 상한도 병의 대항목에 따른 분류의 한 항목으로서 그 속에 위치한다. 대·중·소 항목의 병명 분류에 기초한 의서의 구성이 그대로 의학 체계를 나타내는 형태로 굳어진 것은 수·당대의 몇몇 종합적인 의서에서였다.

중국 의학의 성숙기

재차 전국을 통일한 수·당 하의 의서 저술은 남북조 시대에 배양되고 넓혀진 의학의 기반 위에서 눈부신 전개를 보였다.

개인들의 처방집 저작은 전대(前代)에도 늘어서 활발했다. 그러나 그 책들은 모두 소실되었다. 다만 저술 경위를 이야기한 문장이 하나 남아 있다. 그것은 당(唐)의 시인이자 사상가인 유우석(劉禹錫)의『전언방술(傳言方術)』이다. 연주(連州) 자사(刺史)로 좌천된 유우석은 수하의 강화(江華) 태수인 설경회(薛景晦)가 그의 저서『고금집험방(古今集驗方)』10권을 보고해서, 뭔가 이 책의 결락을 보충할 수단이 없는가라고 하며『전언방술』을 보여주었다.

거기 상자 속에서 이미 시험을 끝낸 처방 50여 수를 끄집어내서 연장(年長)인 친우의 추구하는 바를 만족시키기로 했다. 모두 유래가 있기 때문에 〈전언(傳言)〉이라 제목을 붙였다.

즉 이것이 『전언방(傳信方)』 2권(818년)이다. 그것은 지방 수령들 사이에서, 살아 있는 의학에 대한 관심과 서로 간의 자극 하에 의서가 탄생하는 과정을 간결하게 전하고 있다. 그러나 유우석은 이미 하급 귀족이 아니라 수조(隋朝)가 도입한 고급 관리 시험법에 따라 채용된 과거 출신 관료였다.

북위(北魏)의 개국 초기 국가에 의한 의서 편찬 사업은 수(隋) 양제(煬帝, 재위 기간 604-617년) 밑에서 『사해유취방(四海類聚方)』 2,600권으로 개화했다. 양제도 직접 『사해유취단요방(四海類聚單要方)』 300권을 편찬했다. 또한 태의박사(太醫博士) 원방(元方) 등에 명해서 『소씨제병원후론(巢氏諸病源候論)』(610년)을 만들게 했다. 그것은 내과·오관과(五官科)·외과·부인과·소아과에 걸쳐서 대항목 67가지, 소항목 1,720가지 병의 병인(病因)과 병리(病理)와 증후를 논한 50권의 책이다. 병리학이라는 전문 분과가 성립되었다고 해도 좋다.

의서 편찬의 국가 사업은 당대(唐代)에 본초로 향했다. 고종(高宗) 현경 2년(657년)에, 소경(蘇敬) 등은 칙명을 받들어 잘못이 많은 도홍경의 『집주본초(集注本草)』에 대한 개정·증보에 착수했다. 그들은 전국의 군현에서 모인 각지의 약물을 자세히 조사해서 문헌과 대조해 맞추어 그림으로 그렸다. 그리고 현경 4년 정월, 『신수본초(新修本草)』 54권(본초 20권, 약도〔藥圖〕 25권, 도경〔圖經〕 7권, 목록 2권)을 완성하여 진상했다. 이것은 송·원·명과 역대 왕조가 힘쓴 칙찬(勅撰) 본초의 시작이었다.

현종(玄宗)과 덕종(德宗)이 행한 사업은 민중 후생에 직접적으로 도움이 되는 것을 목표로 한 정책의 일환으로 주목된다. 개원(開元) 11년(723년)에 현종은 직접 편찬한 『광제방(廣濟方)』 5권을 전국에 반포하고, 천보 5년(746년)에는 군현의 수령에게 명해서 그중 적절하고 간요한 것을 뽑아 큰 판에 써서, 촌(村)과 정(町)의 주요 길목에 고찰(高札)을 세우게 하였다. 정원(貞元) 12년(796년)에는 덕종이 586수를 수록한 『정원광리방(貞元廣利方)』을 만들어 주부(州府)에 반포한 것도, 완전히 같은 의도에서 나온 것이었다. 이것은 북위의 정책을 발전시킨 의학의 새로운 국면이다.

이러한 활동을 지탱하는 정부의 의약 부문은 과거 관료제 하에서 각별한 충실성을 보였다. 당대(唐代)로 말하자면, 황제의 진찰·시약을 관장하는 상약국(尙藥局)에 의사와 약제사가 정원 84명, 의료 행정과 관료의 진찰 및 의학 연구를 담당하는 태의서(太醫署)에 의사와 약제사 등이 222명, 그리고 거기에 학생 119명이 있었다. 학생은 의(醫)·침(鍼)·안마·주금(呪禁) 등 각 과로 나뉘어져서 각각 박사·조교 밑에서 교육을 받았다. 각 과마다 수업 연한이 정해져 있었고, 재학 기간은 최고 9년을 넘을 수 없었다. 시험을 통해 진급하고, 졸업이 인정되면 중앙과 지방의 정부 기관에 배속되었다. 의생과 침생(鍼生)의 교과서는 『본초』·『명당』·『맥결』·『소문』·『황제침경』·『갑을』·『맥경』이었으며, 침생이라면 다시 『유주언측도(流注偃側圖)』(공혈도〔孔穴圖〕)·『적조신침(赤鳥神鍼)』 등의 전문서를 학습해야 했다. 『맥결』은 작자를 알 수 없는 암기용 책이다. 『난경』·『상한론』·『제병원후론』 등이 교과서로 채용된 것은 송대에 들어서부터였다.

당대 의학의 유산

당대(唐代)의 의학 편찬에 있어 주목해야 할 것은 고전의 재편집과 주석일 것이다. 당(唐) 초기에 지방관이었던 양현조(楊玄操)의 『난경집주(難經集註)』, 태자문학(太子文學)이었던 양산선(楊上善)의 『소문』과 『영추』를 정리해서 편집하고 주석을 단 『황제내경태소(黃帝內經太素)』(7세기 후반?), 태복령(太僕令)의 왕빙(王冰)이 제(齊)의 전원기주본(全元起注本)을 재편집하고 주석을 가한 『황제소문(黃帝素問)』(763-4년경) 등은 모두 송대 이후 고전 연구의 본격적인 시작을 예고한 것이었다. 무엇보다 왕빙이 『소문』 제19-22권에 삽입했다고 일반에는 알려진 소위 「운기칠편(運氣七篇)」은 〈오운육기설(五運六氣說)〉이라 불리는 새로운 이론을 발전시키게 되었다. 목·화·토·금·수 오행(五行)의 운행과 풍·열·화·습·조(燥)·한(寒) 육기(六氣)의 변화를 통해 자연과 인체의 운동 법칙성을 인식하려 한 〈오운육기설〉은 오대(五代)부터 송(宋)에 걸쳐 갑자기 부상하여 금(金)·원(元) 이후 의학의 강력한 이론적 도구가 되었던 것이다.

당대(唐代) 의학의 최대 유산은 뭐니 해도 『천금방(千金方)』과 『외대비요(外臺秘要)』일 것이다. 똑같이 위·진 남북조에서 수·당에 이르는 임상 의학과 침구 의학의 성과를 집대성한 책이면서, 이 두 저작은 상당히 대조적인 성격을 나타낸다.

『천금방』이란 재야 의사이자 도사였던 손사막(孫思邈, 581-682년)의 『비급천금요방(備急千金要方)』 30권(7세기 중엽)과, 그것의 보유(補遺)로 씌어진 『천금익방(千金翼方)』 30권(7세기 후반)을 가리킨다. 『천금익방』이 처음에 의(醫)의 논리를 설명하고, 질병의 기재 분야를 임신과 출산부터 시작해 양생법에 많은 쪽을 할애하는 등 『천금방』을 꾸미고 있는 것은 저자의 강렬한 개성과 사상이다. 저자는 약물을 주로 하는 임상 의학 외에 약법·본초·맥법·침구부터 주금(呪禁)까지 일괄해서 전권을 대항목과 중항목으로 구성하였다.

그것에 반해, 업군(鄴郡) 태수 왕도(王燾)가 편찬한 『외대비요(外臺秘要)』 40권(752년)의 구성은 병리학의 체계에 따르고 있으면서 『제병원후론』에 가까우며, 대항목과 소항목의 조합을 채용하고 있다. 그렇지만 2권을 쪼개서 석약(石藥)을 논한 왕도는 연금술서를 저술한 도교도(道敎徒) 손사막과 마찬가지로 역시 융성의 극에 이른 연금술 시대의 후손이었다. 침법 없이 구법만 다룬 의서 한 권에 예기치 않게 비급용 의서의 전통이 그림자를 드리웠던 것이다.

『외대비요』는 후세에 하나의 커다란 선물을 남겼다. 위·진 남북조부터 수·당대에 걸쳐 출현한 의서는 지금은 거의 소실되었다. 그런데 왕도는 거기서 채록한 엄청난 문장에 하나하나 출전을 기록하고, 게다가 원전의 권수까지 주기하였다. 우리가 소실된 의서의 내용을 살펴서 소실된 시대의 의학이 밟은 길을 이야기할 수 있는 것은, 마찬가지로 출전을 기록한 단바노 요리야스〔丹波賴康〕의 『의심방(醫心方)』과 함께, 무엇보다『외대비요』에 실린 풍부한 단서 덕분이다.

수·당 시대는 중국 의학의 성숙기였다. 천년에 걸쳐 만들어진 열매를 결합해 온 다양한 이론이나 기술이 거기서 집약되고 종합되었다. 동시에 그 시대는 몇 개인가의 새로운 국면을 낳아, 다음 시대 의학을 준비한 때이기도 했다. 『소문』이나 『상한론』을 위시한 고전 연구를 기초로 하여, 의학의 새로운 비약이 시작된 송(宋)·금(金)·원(元) 시대는 이미 목전에 와 있었다.

맺음말

역사의 시간은 긴 언덕길을 천천히 올라가는 것처럼 경과하는 것이 아니다. 중국 의학은 전국 시대에 탄생해서 후한 말까지 대략 5세기 동안 이론과 기술의 범형(範型)이 만들어짐으로써 독자적인 의학으로 확립되었다. 항공기에 비유한다면, 전국 시대는 이륙기, 한대(漢代)는 급상승기, 위·진 시대는 안전한 항로에 도달한 시기였다. 거기에는 응축된 시간이 있고, 그 응축된 시간 속에서 응축된 고전이 결정되었다. 그로부터 역사는, 한편으로 말하자면 고전의 응축된 내용을 읽어내고 그 뜻을 풀어 펼쳐가는 과정이었다. 해독하는 것이 곧 창조하는 것이었다.

각 시대의 사람들은 고전 속에서 각각 다른 것을 보아 취하였다. 다른 시대에는 다른 고전의 풍경이 있었고, 고전의 풍경은 그대로 시대를 반영하는 풍경이었다. 이 책 속에서 내가 묘사하고자 한 것은, 자연과 인체에 다가가서 병의 치료에 힘써 온 인간의 정신을 이야기하는 역사의 풍경이다.

야마다 게이지의 학문 세계

　　야마다 게이지〔山田慶兒〕 교수는 일본에서 손꼽히는 세계적 중국 과학사 학자이다. 그는 교토〔京都〕 대학 이학부에서 우주 물리학을 전공하고 대학원에서 서양사를 공부했다. 그때 이미 그는 동아시아 과학사를 연구하기 위한 학문적 바탕을 다졌다. 그러고 나서 교토 대학 인문과학연구소 과학사 연구실의 야부우치 기요시(藪內淸, 『중국의 과학문명』 저자) 교수 밑에서 야부우치 스쿨의 문하생으로서 학자의 인생을 시작했다. 거기서 그는 엄격한 연구 제도로 운용되는 중국 과학 고전의 독해 훈련을 받았다. 그것은 피눈물 나는 연구자의 가시밭길이었다. 10여 년간 그는 어려운 중국 과학 고전들을 차례로 읽어냈다. 그래서 송학(宋學)을 집대성한 중국 최대의 사상가인 남송(南宋) 주시(朱熹)의 어록인 『주자어류(朱子語類)』를 읽고, 탁월한 자연학자인 주자의 학문에 크게 감동하고 매료되어 그 자연학의 세계에 빠져들기도 했다.

30대 초반, 그는 중국 과학사 연구에 본격적으로 뛰어들었다. 그리고 중국이라는 이질적 존재에 놀라고 당황했다. 하지만 그는 중국인이 이룩한 수학과 자연학 그리고 기술에 있어서의 위대한 공헌과 높은 수준에 끌려 들어갔다. 1968년에 낸 사실상의 첫 저서는 『미래로의 물음〔未來への問い〕』이었다. 그 책은 〈중국의 시도(試圖)〉라는 부제처럼, 전통적 중국과 현대 중국을 보는 그의 생각과 마음을 표현한 글을 담고 있다. 여기서 우리는 중국에 공감하고 중국 과학 문명 연구에 평생을 걸어온 그의 고뇌와 탐구열을 엿볼 수 있다.

1975년 공식적인 첫 저서 『혼돈의 바다로』는 중국 과학사를 연구하는 그의 학문적 좌표가 어디에 있는지를 잘 보여주는 책이다. 우리는 여기서 그가 중국적 사고(思考)의 구조 속으로 파고 들어갔음을 발견하게 된다. 그 책이 나올 무렵, 나는 교토대학 인문과학연구소의 과학사 연구반에서 1년간 그와 함께 연구하는 기회를 가졌다. 그래서 인간으로서의 야마다와 학자로서의 야마다 교수를 모두 알게 되었다. 우리는 인생의 친구이자 학문의 동료로서 함께 야부우치 스쿨 문하생의 길을 걷게 되었다. 그때 『주자어류』를 철저하게 다시 해독하려고 애쓰는 그의 학문적 태도는 나를 감동시켰다.

주자의 우주 세계를 쫓고 있는 그를 보면서 나는 때때로 〈그의 중국 과학사〉와 같은 마당에 서 있는 스스로를 발견하곤 했다. 그의 학문 세계는 넓었다. 주자의 우주론과 천문학 그리고 기상학에 이르는 광대한 사상을 다시 정리하고 재구성하여, 주자의 말을 그의 말로 옮기는 그의 문장은 훌륭했다. 그가 1978년에 펴낸 『주자의 자연학』은 10여 년 동안 주자의 자연학을 재구성하려고 애쓴 땀의 결실이었다. 그것은 장대한 주자의 학문 세계 속에 도도히 흐르는 자연학과 우주의 모습을, 그의 생각으로 다시 그린 것이다.

이렇게 젊은 시절 그의 중국 과학사 연구는 우주물리학을 전공한 야부우치 스쿨의 과학사 학자로서는 조금은 특이한 글들로 발표되곤 했다. 그러나 그의 마음은 늘 중국 천문학과 천문대, 그리고 중국 역산학의 최고 업적인 『수시력(授時曆)』을 만든 원(元)나라의 위대한 과학자 곽수경(郭守敬)에 있었다. 그것이 바로 주자의 자연학과 함께 10여 년의 꾸준한 정성을 쏟아 이룬 『수시력의 역사』(1980년)이다. 그것은 그가 1979년 3월에 난징〔南京〕의 자금산(紫金山) 천문대를 방문하여 오랫동안 그리던 곽수경의 위대한 발명품인 간의와 혼천의의 거대한 모습을 보고 〈그 자리를 떠날 수 없었던〉 기쁨과 감격을 그대로 담아 매듭지은 책이다.

1981년 1월에 나는 그 책을 받아들고, 곽수경과 수시력 연구의 길을 함께한 그와의 학문 역정을 같이 기뻐하며 축하했다. 15세기 조선 시대에 세종이 경복궁에 세운 거대한 천문대인 간의대의 원형을 거기서 찾아볼 수 있었기 때문이다. 『수시력』의 편찬과 간의·혼천의의 제작은 중국 천문학의 창조적 발전을 보여주는 곽수경의 위대한 업적이다. 그리고 그것은 세종 시대 조선 천문학의 혁신적 발전을 이끈 이론적 발판이 되었다.

1970년대 후반, 야마다 교수는 교토 대학 인문과학연구소의 과학사 연구실의 주임교수로서 새로운 중국 과학사 연구회를 조직하여 이끌었다. 1978년에 그는 거의 5년 동안의 연구 성과를 종합한 연구 보고서를 냈다. 그것은 바로『중국의 과학과 과학자』이며, 큰 판형(18cm×26cm)에다 753쪽에 이르는 방대한 편저이다. 이때 나도 그 연구회에 참여했었다. 그 책의「머리말」에 야마다 교수가 쓴 글이 지금도 내 마음에 아쉬움을 남긴다. 〈우리에게 있어 큰 기쁨은, 한국에서 전(상운)과 이(성우) 두 교수가 참가하여 연구에 많은 자극을 주신 것이다. 특히 전 교수는 논문의 집필을 약속하셨는데, 병환으로 실현되지 못한 것은 참으로 유감스러운 일이다. 우리는 앞으로도 국제적인 공동 연구의 결실을 맺고 싶다.〉『중국의 과학과 과학자』는 9명의 쟁쟁한 일본 학자들이 집필하고 야마다 교수가 함께 몇 번에 걸친 토론과 수정 끝에 출판한 것으로서, 동아시아 과학사 학계에서도 큰 업적으로 평가되어 왔으며 수없이 인용되는 책으로 꼽힌다.

연구회 리더로서 야마다 교수의 노력은 1980년대에도 꾸준히 계속되었다. 1984년 여름에 나는 교토 대학 특별 객원교수로서, 3개월간 연구회 교수들과 교토 대학 교수들에게 한국 과학사를 집중 강의할 기회를 가졌다. 동아시아 과학사의 커다란 흐름 속에서 한국 과학사의 창조적 모습을 분석하고 정리하는 강의였다. 그렇게 열심히 강의를 듣는 수강생(?)들의 모습은 대

232

학 교수 생활 40년 동안에도 불과 몇 번밖에 본 적이 없다. 그 무렵 야마다 교수의 연구는 중국 의학사의 영역에 들어서 있었다. 그는 침구 의학을 핵으로 한 중국 의학의 독자적 개성이 형성된 중국 고대의 문헌들에 주로 파고들었다. 그런 배경에는, 1973년에 중국에서 발견돼 전세계에 커다란 반향을 불러일으킨, 한(漢)나라 마왕퇴(馬王堆) 무덤에서 출토된 임상 의학서 사본이 준 충격이 있었다. 그리고 교토 대학 인문과학연구소 고고학 연구실에서의 마왕퇴 문서 해독 연구도 또 하나의 자극이 되었다.

1980년대의 10년간, 그에게는 중국 고대 의학의 형성을 해명하려는 피나는 노력의 나날이 계속되었다. 그것은 그의 말대로 〈바닥 없는 늪을 안고 있는 미지의 광야 같은〉 그런 세계였다. 그가 얼마나 고생했으며 그리고 그의 심경이 어떠했는지는, 그가 중국 고대 의학에 대한 연구 성과를 엮어서 1990년에 펴낸 『밤에 우는 새 : 의학·주술·전설』의 제목에 그대로 담겨 있다는 생각이 들었다. 물론 〈밤에 우는 새〉라는 구절은 『장자(莊子)』의 글에서 따온 것임을 알지만, 나는 그가 그 10년 동안 얼마나 고생했는지 짐작이 간다. 책의 후미에 쓴 글에서 그는 중국 의학의 역사를 다룬 첫 책을 스승인 야부우치 교수와 부모님께 바치고 있다. 그 책은 첫 장(章) 「밤에 우는 새」에 이어서 「의학의 전수」, 「편작(扁鵲) 전설」, 「명의(名醫)의 말기(末期)」로 이루어져 있다. 그가 하고자 하는 중국 의학에 대한 연구는 형성 과정, 독자적 개성의 본질, 의학적 체계 등을 해명하는 일이다.

그렇다고 그가 중국 의학 연구 프로젝트에만 내내 매달렸던 것은 아니다. 1988년에는 『검은 언어의 공간』을 냈다. 〈미우라 바이엔〔三浦梅園〕의 자연철학〉이라는 부제가 말하듯, 18세기 일본 에도(江戶) 시대 중기의 대(大)유학자이자 과학 사상가인 미우라의 자연철학을 논한 책이다. 『주자의 자연학』을 낸 지 10년 만에 일본 학자의 자연철학을 주제로 쓴 것이다. 그 책으로 그는 대불상(大佛賞)을 받았다. 뿐만 아니라 그는 매주 1회씩 과학사 연구회를 주관해야 했고, 또 그의 텃밭이라고도 할 수 있는 〈중국 천문·역산학과 그 기술 및 기기〉라는 커다란 줄기도 붙들고 있어야 했다. 그러니까 그는 자신의 연구를 제일 좋아하고 제일 잘했다. 1991년에 낸 책 『제작하는 행위로서의 기술』의 출간은 그런 그의 노력을 보여준다. 이 책은 중국 기술에 관한 1980년대의 논문 9편과, 그전의 논문 3편을 바탕으로 하여 꼭 1년 만에 엮어낸 것이다. 〈너무나도 급속한 발전으로 거대화, 정밀화되어 인간의 얼굴을 잃어 버린 현대 기술. 그 폭주를 어떻게 멈출까.〉 그는 원시 고대의 돌과 흙과 나무 사용 기술, 중국의 전통 과학, 레오나르도 다 빈치 등 기술의 원형으로 되돌아가서 인간성 회복의 가능성을 찾는 길이 무엇인가를 제시하려고 했다.

그런 동안에도 중국 의학의 기원을 파고드는 커다란 프로젝트에 대한 그의 끝없는 탐구열은 식을 줄 모르고 계속되었다. 1997년에 낸 『본초와 꿈과 연금술』은 중국 고대 의학 문헌들을 파고들어서 그가 얻은, 불로장생의 영약을 만드는 〈환상적 기술〉로서의 연금술에 대한 논설을 편 책이다. 그는 책의 부제를

〈물질적 상상력의 현상학(現象學)〉이라 달았다. 본초학에서 연금술로 이어지는 물질적 상상력을 그려내고 싶어서 쓴 글이라고 한다. 중국에서 본초라고 부른 약물학은 물(物), 즉 만물에 대한 학문이다. 그것은 기술, 즉 제작하는 행위와 뗄 수 없는 것이다. 그는 약의 효용과 제작하는 행위가 물질적 상상력 및 영생(永生)으로의 희구(希求)와 하나가 되었을 때, 불사(不死)의 영약을 만들려고 한 연금술이 태어났다고 말한다. 그는 내게 이 책을 보내면서 〈특별히 몇몇 가까운 연구 동료에게 보내는 헌사(獻辭)〉라는 짧은 글을 붙였다. 그리고 〈1997년 3월 7일 65세〉라는 날짜도 써서. 교수로서의 매인 인생에서 자유로운 몸으로 돌아가면서 그 동안의 따뜻한 우의에 감사한다는 인사말이었다. 아마도 나이 들고 나니 불로불사의 영약과, 환상과 상상력으로 이루어진 정신적 세계의 궤적(軌跡)을 더듬어 찾게 되었는지도 모른다.

그러고 나서도 그는 또 하나 굉장한 일을 해냈다. 11세기 중국의 거대한 천문 시계인 소송(蘇頌)의 수운의상(水運儀象) 시계탑에 대한 연구와 그 제작 보고서인 『신의상법요(新儀象法要)』의 역주 작업을 끝낸 것이다. 물론 몇 사람의 공동연구로 이루어졌지만, 그것은 지금까지 아무도 해내지 못한 어려운 과제의 완성이었다. 기계공학을 전공하고 세계적인 시계 제조사인 세이코샤[精工舍]의 시계 사업 본부장을 지낸 쓰치야 히데오[土屋榮夫]의 논문 「수운의상대의 복원과 복원 설계도」는 현대 기술을 이용한 소송 천문 시계의 공학적 원리에 대한 해명이 압권이다. 이 연구를 바탕으로 세이꼬샤는 그 창립자의 고

향인 나가노〔長野〕 현의 작은 마을 스와코에 시계 박물관을 세우고, 엄청난 예산과 인간문화재급 장인들을 총동원하여 그 거대한 역사적 유산을 완벽하게 재현하는 데 성공했다.

야마다 교수의 20여 년에 걸친 중국 고대 의학사 연구는 1999년에 일단락되었다. 『중국 의학의 기원』(이와나미〔岩波書店〕)이라는 500쪽의 큰 저서가 출판된 것이다. 그 책은 그가 1977년 교토 대학 인문과학연구소에서 조직한 공동연구 〈신(新)발현 중국 과학사 자료의 연구〉에서 시작되었다. 그 공동연구 프로젝트는 1985년에 첫 보고서를 냈는데, 그는 4편의 논문을 실었다. 그리고 1989년 두번째 보고서인 『중국과학사론』과, 1991년 세번째 보고서인 『중국과학사론 속편』에도 논문을 실었다. 1997년 가을, 그는 베이징〔北京〕의 중의약(中醫藥) 대학에서 연구자들와 대학원생들에게 중국과 일본의 음양오행설 및 의학 이론을 강의하기 위해 1개월간 머물렀다. 『중국 의학의 기원』의 마무리는 거기서 구상된 것으로 보인다. 베이징에서 돌아온 지 얼마 안 되어 그는 단숨에 두 장(章)을 끝내고 이어서 이미 발표한 논문들을 다시 썼다. 그 모든 작업을 끝낸 것은 다음해인 1998년 4월 초였다고 한다. 마왕퇴 출토 의서(醫書)에 달려든 지 21년 만이었다. 그는 이 책의 내용을 쓰는 데만 14년이 걸렸다고 했다. 중국 의학사의 기원에 대한 그의 연구가 일단락된 것이다.

이 책을 탈고하고 나서 그는, 일반 교양인과 의학 전공 학생을 위해서 자기의 연구 결과를 작은 책 한 권으로 압축해서 내고 싶어 했다. 그것이 바로 이 책 『중국 의학은 어떻게 시작되었는가』(이와나미, 1999)이다. 이 책에서 그는 당대(唐代)의 의학을 다루고, 그의 연구서에서는 자세히 다루지 않았던 『난경(難經)』과 『상한론(傷寒論)』에 대해서도 한 장(章)씩 새로 썼다. 이 책에는 중국 의학의 탄생에서 확립에 이르는 과정을 야마다 교수가 어떻게 이해하고 있는지가 간결하게 표현되어 있다. 그래서 이 책은 간략하게 잘 정리된 중국 고대 의학사의 명저로 꼽힌다.

야마다 교수는 작년에 고희를 맞았다. 지난 7월 초 교토 대학에서, 야부우치 스쿨 동료들이 작년에 내가 받은 세종문화상 학술상을 축하하는 연회를 열어주었다. 축하의 말을 하는 그의 건강한 모습이 반가웠다. 한국 사람을 유난히 좋아하는 그는, 이 한국어 번역판의 출간은 30년이 넘는 우정의 결실이라면서 기뻐했다. 야마다 교수는 특별히 「한국어판에 부쳐」를 써주면서 꼼꼼하게 몇 군데를 수정해 주기도 했다.

끝으로 이 책의 출판을 맡아 준 사이언스북스에 고마운 인사를 전해야겠다. 출판계의 어려운 사정을 무릅쓰고 우리 과학사학계의 발전을 위해, 그것도 특별히 중국 고대 의학사에 관한 책을 출간해 준 데 깊이 감사한다.

2002년 여름
무너미 글방에서
전상운

찾아보기

239

중국 의학은 어떻게 시작되었는가

1판 1쇄 펴냄 2002년 7월 20일
1판 5쇄 펴냄 2021년 1월 13일

지은이 야마다 게이지
옮긴이 전상운 · 이성규
펴낸이 박상준
펴낸곳 (주)사이언스북스

출판등록 1997. 3. 24. (제16-1444호)
(06027) 서울특별시 강남구 도산대로1길 62
대표전화 515-2000, 팩시밀리 515-2007
편집부 517-4263, 팩시밀리 514-2329
www.sciencebooks.co.kr

ISBN 978-89-8371-094-9 03510